時兆文化

保腸
腸安糠

給您好腸識

Part 1　無所迴避——手術與化療 20

Part 2　狐朋狗友——腸躁、痔瘡、瘜肉、大腸癌 58

出版序

在台灣，健康類型的談話性節目和出版品，這幾年如雨後春筍般的崛起，甚至網路平台醫藥健康網站更是蓬勃發展。健康促進的傳播是一個社會進步的表徵，但是根據英國政府早在十多年前所公佈的「選擇健康：讓健康的選擇更容易」白皮書（DOH, 2004）確認了健康訊息中基本且重要的問題，就是健康的資訊並不匱乏，欠缺的是與群眾生活方式的「不一致、不協調與步調不一」（DOH, 2004）。所以健康醫療訊息被正確有效的傳播、實踐，使人民能感受到維持現有的行為對自身健康是「有風險的」，這也是社會行銷中健康宣導（health advocacy）的重要果效。

目前市面上單就腸胃消化系統方面的健康書籍就超過一百種以上，從預防到治療無一不全，這本糠榮誠醫師所撰寫的《腸保安糠》在我看來，是一本累積糠醫師歷經大大小小臨床手術的「實戰」教材，有他多年在醫學中心及教學醫院服務歷鍊的「智慧寶庫」，經由詳細的文字敘述及務實的圖片對照，整本書呈現與一般健康書籍較不一樣的風貌，讀者可以用更身歷其境的感覺去「看」完這些健康訊息。

這本書所提供正面有效的訊息能鼓勵讀者正面的感覺，進而從生活中關心到自己的健康與態度實踐，甚至身邊所愛的人。建議讀者豐富見聞之外，仍應遵從主治醫護人員專業的醫囑治療。

身、心、靈合一是生命最高的價值，大多數的人都是在身體出現警訊時才懊悔未能及早重視健康，壓力更是壓垮健康的最後一根稻草。基督教《聖經》就告訴我們：「喜樂的心乃是良藥，憂傷的靈使骨枯乾。」生活態度被認為是健康促進中，個人健康實踐的關鍵密碼，希望藉由這本書能讓讀者對自己對腸道健康狀況有新的看見；無論在屬世中你的地位與成就如何，「健康」永遠是你人生旅程中最重要的座標。

時兆文化發行人
周英弼

一本讓你恍然大悟的健康書！

大腸直腸癌近年來一直高居癌症的榜首，是一項不可忽視的警訊！

由臺安醫院大腸直腸外科主任糠榮誠醫師執筆，以其多年醫療臨床經驗，詳細介紹大腸直腸癌新知與各種相關醫療技術。旨在揭開大腸直腸癌症真相、手術方式、術後化療新知、健康管理……，讓民眾全方位深入了解擁有健康腸道的祕訣！

你覺得老是排便不順、脹氣不適嗎？你老是在緊張時刻拼命跑廁所嗎？有時候不只是單純的一般腸道問題，這也意味著你的健康正逐步流失、而你正邁向老化之路！有些民眾對這些腸道症狀可能過度解讀，也有人不以為意完全忽視。本書以簡單易懂的方法讓你認識大腸直腸癌與其相關疾病。

讓醫學專家告訴你該如何正確選擇營養素、正確選用健康食品。三餐飲食你不該隨便敷衍、如何吃才能擁有健康！最重要的是建立良好生活習慣與不可或缺的八大健康原則。

上班族因工作忙碌常常外食，該如何挑選食物吃出健康？醫學

專家告訴你治標又治本的生活保健法，讓潛藏於生活中的健康殺手全都消失！

此書原理簡單易懂，更以在日常生活中可以落實的觀念與行動告訴讀者，不需花大錢找醫生，只需靠正確的保養觀念，就輕易喚回你的青春與健康。

如果你年過半百，這本書一定要看，它是你後半人生最全方位的健康指南；如果你正要跨越三十而立大關，每天為了家庭沒日沒夜拼事業，這本書你一定要有！因為它為你正在流失的健康找到最具體的挽救方法！

健康很容易，外表保有年輕更簡單，這一切都掌握在肝膽腸胃的健康上，你一定要跟著醫學專家這樣做！

臺安醫院院長
黃暉庭

黃暉庭

健康好心腸

人體消化系統內的疾病很多，其中又以腸癌的比例最高，特別是「大腸癌」已連續八年高居國人十大癌症第一名。深究其原因，主要還是與生活習性和飲食習慣相關。「多吃蔬菜、水果，少吃高油脂、油炸食物，少吃肉類，多運動，多喝水，多吃素。」已是腸胃專家普遍推廣的腸道健康觀念。

大腸癌發生率雖高，但慶幸的是，很容易找到早期病灶，且有不錯的防治成效。許多民眾知道，瘜肉是演變成大腸癌的主因。不過臨床研究也證實經由大腸鏡篩檢，一旦發現瘜肉並切除，可以降低大腸癌發生率。我個人是非常重視預防性的健康檢查，除了可以了解身體狀況，更可對於早期發現的病症，及早治療，讓健康風險降到最低。

大腸癌從篩檢、預防到治療，是所有癌症中最容易被控制的。過去，一般人罹患腸癌，無不驚恐色變。而當今的醫療技術，無論是手術或化學療法，都有新的突破，因此病人只要依照專科醫師的建議接受治療與處置，多可獲得控制。

作者糠榮誠醫師曾在花蓮慈濟醫院服務多年，專精大腸直腸外科，並擅長引用新進醫療技術，協助病人解除病苦。在醫學院授課時，也獲得醫學生敬重與喜愛。另一方面，糠醫師時常關

懷慈濟師兄師姊的健康，傳遞正確的腸道保養方法，且對病人猶如親友，他在師兄師姊心目中，是一位慈悲為懷的良醫。

近年來，有鑑於腸癌病人日增，而且有逐漸年輕化的趨勢，糠醫師於百忙之中撰寫《腸保安糠》，全書內容不改他幽默的話語，將大腸癌、痔瘡、大腸瘜肉等疾病及相關的醫療新知、新技術，以及日常保健的妙方與預防之道，在書中都有詳細的說明。這也是他在醫療之外，送給民眾最好的禮物。

對於糠醫師以好心妙筆撰寫的好腸道妙方，及以及奉獻人群之愛，身為好友，至表推崇。希望也祝福每一位讀者，因為閱讀此書，有了正確的觀念，並落實在生活中。定期接受癌症篩檢，若發現病灶，則勇於接受治療，進而獲得良好的健康與生活品質。

花蓮慈濟醫院院長
林欣榮

林欣榮

健康（見糠）才能長樂

李前總統、前高雄縣長楊秋興、賀一航、楊烈、豬哥亮……看到這些政治圈、演藝界的名字一起出現，你有聯想到什麼嗎？沒錯，他們都曾經是大腸癌的患者。

據媒體報導，大腸癌已連續 8 年位居國人罹患癌症的首位，年增 1.5 萬人，死亡率也高居癌症第三名，僅次於肺癌和肝癌，足見其危害之劇烈。衛福部也公佈民眾罹患大腸癌的主因為愛吃肉、高油脂、低纖維的狩獵型飲食，加上不愛運動，所以呼籲大家要少肉食、多蔬果。

和鄰近的日本、韓國比起來，台灣人肉類平均攝取量竟多出兩倍，接近德國、美國。另一方面，一天內能夠足量攝取三蔬二果（**其實蔬果的數字、種類、顏色愈多愈好**）的台灣人卻只有 13%。由此數字看來，國人似乎沒有從大腸癌的發生率與死亡率上得到任何警惕或教訓，依然過著「無肉不歡、少吃蔬果」的匪類生活，真的是「言者諄諄，聽者藐藐」啊！

預防大腸癌的方法在很多報章雜誌與書籍都有提及，大家也已經耳熟能詳，在此不再贅述。但我仍要強調的是，單只是知道是沒用的，必須要做到，就從現在開始改變吧！

久坐辦公桌的人站起來甩甩手、踢踢腳、動一動，多喝兩口水；用餐時優先挾青菜，少吃一口肉，寧願肉類下一餐再吃完，也務必將菜盤清空；然後適時補充水果以及其他高纖維食物。

星期例假日時儘量找機會出去走走，曬曬太陽，別窩在家裡當沙發馬鈴薯……具體做法可參考本書所述之「健康維持不求人——新起點八大原則」，它會有更詳盡清楚的說明喔！

萬一不幸在糞便檢查出有潛血反應，進一步做大腸鏡檢查又找到不好的瘜肉或確診癌症，也無須驚慌，大腸癌早期發現早期治療，仍有很高的治癒率。這時得趕緊和你的主治醫師討論，接下來該採取何種手術方式與療法，並謹遵醫囑。書中首章即提供了大量相關資訊，這在坊間一般健康類書籍中很少見，此也凸顯確診大腸癌後的第一件事——必須想辦法速戰速決，不讓它有繼續發展的重要性。

糠榮誠醫師醫術精湛、學養俱佳，我曾有幸與其同台演講，如沐春風。今將其多年行醫經驗與相關保健知識撰寫成書，內容不但精闢獨到，涵蓋周全，且文筆流暢，淺顯易懂，確能為一般大眾解惑，實為一本不可多得的好書。在此謹贅數言，為文推薦。

陽明大學醫學院藥理教授
台北市議員　潘懷宗博士

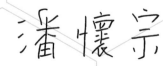

學習健康才擁有健康

這本書的著者是一位直腸外科知名主任級醫師糠榮誠教授。他累積近三十年之臨床經驗並與教學相長，年年月月，不斷進修及經常參加國際醫學學術研討會議，甚為了解國內外新的醫療訊息，在百般忙碌之中，猶能完成這本有關腸道健康的經典之作，非常難得可貴，能為學習健康與患者提供不可或缺的重要指引，可謂功德無量。讀其內容，非但無艱深難懂的專用語言，且全書條理分明，圖文解說易懂，更指引出人們日常生活習慣對於腸道健康上的影響，足以去除俚間道聽塗說，諸多毫無醫理根據的偏方與道術迷信。

健康是一門科學，是要從學習中獲致，健康知識與醫學二者相輔相成。在往日觀念中，醫師只重於治療「已病」，而世人總以為健康發生問題時，只要靠醫師處方用藥即可治癒，重獲健康，殊不知與其生病後求治，何不如在未病之前，自我學習健康知識，使之無病發生，這才是正道，故云：「無知就是疾病的起源，學習健康才擁有健康。」

本書著者糠醫師，於長久門診中，對無以數計的病家應診時，總是諄諄囑咐與告知正確的腸道保健方法，他一直把「不治已病治未病」當做自己行醫的目標，如今《腸保安糠》一書面市，正是這個願景的起步，他期望本書能喚起並作為廣大讀者獲致腸道健康的指引。

糠醫師為人謙恭尊長，以余平日深沉於健康與攝養之學習，彼或引為鼓瑟知音，乃承其將書稿示閱，並促為介引，余見其內容精闢，新知潛出，用心深厚，實為人人所該必讀的好書，更是坊間無可多見的權威著作，余除感其足以濟世外，願綴數言，忝為之序。

東吳大學教授、健康教育者

王士斌　教授

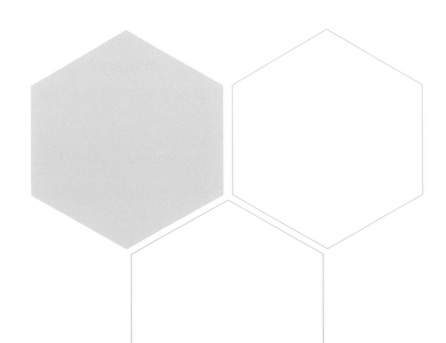

作者序

隨著社會的變遷與飲食文化的改變，大腸直腸癌儼然已成為台灣及全世界發生率最高的癌症之一。儘管台灣的醫療水平被認定是最先進的國家之一，但目前在社會上，對大腸直腸癌的治療仍存在許多的誤解與偏見，部分民眾甚至拒絕治療。

這完全是錯誤的觀念。大腸直腸癌的治療有極佳的預後，況且以台灣的醫療水準已被認定是亞洲第一，使得 5 年存活率比其他國家來的高。

這本書除了介紹大腸直腸癌的治療：包括新的手術及新的標靶治療藥物；更編撰了預防新趨勢：從基本養生開始，配合飲食運動與定期健康檢查，希冀從根本做起，預防癌症的發生。

另外，這是本深入淺出的書籍，非常適合一般民眾閱讀。除了可以掌握大腸直腸癌基因突變的發生與預防、治療之外，更介紹正確飲食與營養補充的重要性，期盼讀者避免聽信偏方，因這不僅浪費金錢，也可能因此而錯失最佳的治療時機，得不償失。

期待本書能為讀者帶來有效預防並減少癌症的發生，預約更美好的生活。

最後，要感謝許多老師、長輩的鼓勵而完成這一本書，更希望帶給讀者不同的思維與正確的知識。除了讓自己更具健康活力，也讓下一代的成長更健康茁壯。

臺安醫院大腸直腸外科主任

糠榮誠　醫師

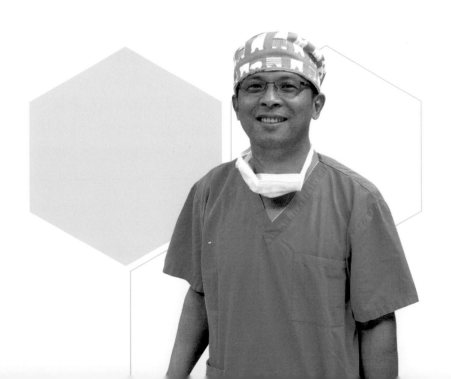

前言
悄悄「癌」上你

當不同病患從醫師口中得知罹癌訊息時，從錯愕、崩潰、恐懼，到沮喪、茫然、難以置信，「為什麼是我？」、「一夕之間我成了癌症病患！」，各種情緒都有可能出現。任何人都不會預料到癌症會找上自己，因此任何的反應都是正常的。

除了「一夕之間成了癌症病患！」，癌症的發生絕非在「一夕」之間。當癌細胞在體內長到能檢查得出或摸得到的大小，其實都已經發展了很長的時間。

以大腸癌而言，正常細胞約需數個基因變異才會出現癌化，意思是，需要「壞掉」好幾個特定基因之後才會罹患癌症。這些「崩壞的基因」，有些可能來自先天遺傳，但大部分是來自後天環境的影響，例如：不當的飲食對大腸癌的影響最為顯著。而大腸癌從正常黏膜細胞發展到瘜肉（**又作「息肉」**）、到最後形成癌症，至少需要 10 年以上的時間才達成。

因此癌症並非大張旗鼓地降臨，而是來得悄然無聲。大多數患者通常是已經出現症狀才到醫院看診或檢查，這時候的大腸癌都已是處於「進行式」狀態，依照病理診斷可以推論出正處於哪一期。

癌症的發生「緩、慢」地進行著，是時間與基因變異的累積，於是癌症給人的印象，看似中老年人的專利，然而事實上，癌

症與年輕族群間的距離愈來愈近。根據衛生福利部資料，15 ～ 24 歲、25 ～ 44 歲，青壯年人口惡性腫瘤發生率都僅次於意外事故，成為這兩個年齡層的第二大殺手。

根據衛生福利部於 2016 年 8 月公布的 2015 年國人十大死因，癌症仍然居首，平均每 11 分 13 秒就有 1 人因癌症死亡，在十大癌症排行榜中，肺癌、肝癌與腸癌繼續蟬聯癌症死因前 3 名，造成最多人死亡。

值得注意的是，不只台灣，鄰近的香港、新加坡與中國大腸癌個案也不斷地增加。來自香港特別行政區衛生署衛生防護中心的資料顯示，大腸癌已是香港的第二號殺手；在新加坡，大腸癌是發生率第一名的癌症；而目前中國大腸癌發病率正以 4.71% 速度逐年遞增，遠遠超過 2% 的國際水平，且根據統計資料顯示，發病及死亡率有明顯地域特徵，長江中下游與沿海地區發病及死亡率較高，內陸省區較低；經濟發達地區較高，不發達地區較低，其中以上海最高，死亡率已達到每百萬人中有 110 人，甘肅最低，每百萬人中僅有 18 人。

丹麥癌症醫學會癌症流行病學研究所曾在國際知名醫學期刊《新英格蘭醫學期刊》（The New England Journal of Medicine ； NEJM）發表一篇大型的調查報告，他們找來 5 萬 5 千多名 50 ～ 64 歲沒有得過癌症的民眾，追蹤他們的生活、飲食習慣與健康狀況等。這些民眾可以利用改變下列生活習慣以達到調查的目的：❶每天至少運動 30 分鐘；❷健康飲食，多食用高纖蔬果、少食紅肉及加工肉品，脂肪攝取佔總熱量的 30％以下；❸女性每日

喝酒不超過 1 個酒精當量（**附註**）、男性不超過 2 個酒精當量；
❹不抽菸；❺女性腰圍不超過 88 公分，男性不超過 102 公分。

上述的研究發現，10 年後，678 人得了大腸癌。但以研究最後
結果交叉分析顯示，每多用上述 5 項健康生活習慣中其中的一
項，罹患大腸癌的風險就能降低 13％，如果 5 項全做到，就能
降低 23％。近幾年歐美大腸癌死亡率已開始下滑，反觀台灣與
鄰近的亞洲國家或區域，大腸癌病人則不斷激增，許多醫療專
業人士認為這與華人地區夜市所販售的油炸燒烤類食物特別多
有關。

癌症並非絕症，就本書的主題大腸癌而言，不僅可以治療，
也能預防。來自全世界各國的研究統計資料、致癌物質的發
現……，在在告訴我們，大腸癌這種文明病，只要能夠實行低
動物飲食、高纖維飲食、降低接觸致癌物質的機會、養成良好
生活習慣，是可以有效預防的。除此之外，高危險群若能定期
篩檢，也能把大腸癌的發生率降到最低。

讀者在書市中自能發現許多與大腸癌相關的書籍，本書也是以大
腸癌為主要內容，所要闡述的內容一致，但是文章的鋪陳方式卻
與其他書籍有別。

最大的不同點在於，一開始就以手術、治療直接切入，整個章節
完整討論大腸癌，明確列表、敘述，從檢查程序、手術過程及各
類手術介紹、最新技術、術後恢復、營養照護，以及後續化療與
治療期間可能會出現的風險等注意事項，目的是讓讀者深刻了解
治療癌症可能會經歷的過程而心生警惕。

第二個不同點是，圖文的敘述完全站在讀者的角度思考。書市中與醫療有關的書籍大都是醫療專業人員主觀地闡明醫療內容，內容專精，含有大量讀者難以理解的專業知識。本書特別將較為艱澀的醫療知識從主文中抽離出來以「醫師說明白」介面格式詳細解釋，主文不會因塞進過多艱澀的醫學觀念、專有名詞，而增加閱讀的困難度。讀者可以在閱讀完主文之後再仔細推敲此介面文字所要傳達的概念，除了加強記憶，也方便讀者回頭找尋相關資料。

第三個不同點是，花許多篇幅列表、解釋各種腸道疾病的相似性、食物中的化學物質如何致癌、基因如何改變等等，讓讀者能夠「知其然知其所以然」，印象會更為深刻。

不論年齡、不分性別，每個人對自己的生理狀況都會有感知，身體哪裡不對勁、是不是生病了？當回首來時路，在身體不適階段自己也曾懷疑過，只是已經出現的症狀輕微不足以引發檢查動力，或者認為只是忙碌、疲累引起的不適而忽略，並不是真的完全沒有問題。建議讀者，在發現身體有異狀時應積極就醫，讓專業人員協助解決醫療困惑。

大部分的病患總是等到罹患疾病時才會想要真正深入了解這種疾病，我們期待這樣的觀念可以慢慢改變。老生常談預防勝於治療，多認識、了解大腸癌，積極地預防，可以達到比治療更好的成果。

附註：1 個酒精當量，相當於啤酒 360cc，紅酒 150cc，蒸餾酒 45cc。

PART 1 無所迴避

手術與化療

手術，不論大小，從來就不是件容易輕鬆面對的事，必會對病患造成一定程度的身心壓力。即使手術前詢問過有類似經驗病友的意見、網路爬文參考網友開刀心得……，心裡就算有充分的準備，但輪到自己要親上戰場，心情也難免忐忑，這是沒動過手術的人所難以想像的。

從診斷、發現到決定手術，如果後續還得化療，心裡的糾結、化療期間生理可能的折損，即使事前做了功課，也無法預料自己會出現什麼狀況。

對於即將面對自己未知的領域，緊張、焦慮在所難免，重點在，你是否和醫師做了充分的溝通：對於醫師解說自己的病情是否完全了解？重大醫療的風險與併發症是否心領神會？……是否確實告知醫師有關自己的病史、目前用藥情形？

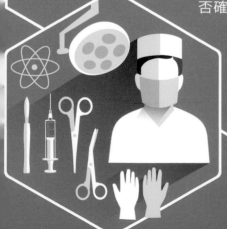

抽絲剝繭──診斷、討論、比較

民眾可能因為**腹痛、腹瀉、便祕、腹脹、黑便、血便**等各種原因至腸胃科就診。而一開始的問診，醫師可藉著詢問病人、聽病人詳述、有無伴隨其他症狀同時出現、接著著手檢視與觸診、詢問病人是否有大腸癌、乳癌、卵巢癌等家族史。或許只要靠問診，醫師就可以得到他想要的資訊，做出需不需要更進一步檢查的診斷。因此，問診非常重要，病人若能詳細敘述，輔以照片及相關檢查報告資料等可提供醫師更進一步檢視及判斷。

認識大腸的構造與功能

敘述大腸癌診斷與手術前，粗略了解大腸結構，看它可執行什麼功能。

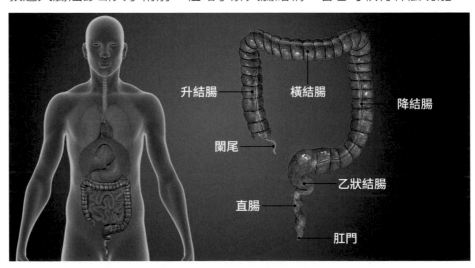

大腸包含盲腸、闌尾、結腸（升結腸、橫結腸、降結腸與乙狀結腸）和直腸四部分。大腸長度因人而異，一般大約在 90 ～ 150 公分之間。

食物的營養素經胃、小腸的消化吸收後，殘渣便進入大腸。在殘渣從盲腸推向直腸的過程中，水分、電解質與其他物質會逐步被吸收，於是糞便在大腸逐漸形成、暫時儲存，糞便到直腸時因排便反射刺激同時放鬆肛門括約肌後將糞便排出。

檢查與診斷

許多腸道一般疾病會出現的症狀與大腸癌的臨床症狀可能相同，需多方評估，為了更了解大腸癌的疾病型態、侵犯的範圍，需要較多的輔助工具。目前各大醫療院所有數種檢驗與儀器影像檢查可以檢查大腸癌，各有其優缺點、檢查結果可以截長補短。醫師會依據狀況選擇進一步的檢查方式，作為治療、癒後的追蹤、預後評估的參考，以下為常見的檢查方式：

❶糞便潛血檢查 （FOBT）

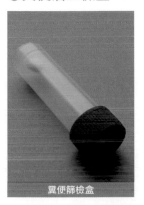

糞便篩檢盒

是目前最普遍的一種簡易篩檢方式。排便出血與排便異常都是大腸癌重要警訊，而其出血症狀很容易誤以為是痔瘡流血而被忽略。糞便潛血檢查主要是檢查糞便中是否有帶有肉眼無法察覺的血液，檢測率約 6 ～ 8 成。現今定量免疫法糞便潛血檢查，是利用人類血紅素特異抗體偵測，不會受食物內容（豬血、鴨血等）影響。

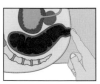
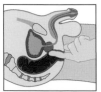 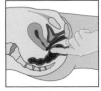

肛門指診檢查

❷肛門指診

肛門指診檢查在門診即可檢測，時間短且迅速。透過肛門指診可及早發現肛門與直腸如瘜肉、腫瘤等早期病變，或肛門直腸相關疾病如痔瘡、肛裂、廔管等。當懷疑有瘜肉、腫瘤存在時，會再進一步安排乙狀結腸鏡或大腸鏡檢查。

❸大腸鏡檢查（下消化道內視鏡檢查）

就大腸直腸的檢查而言，大腸鏡檢查是最直接可靠的檢查方式，醫師將內視鏡管子從肛門進入直腸，經乙狀結腸→降結腸→橫結腸→升結腸→盲腸到迴盲瓣，整個過程從螢幕來回檢視，將可疑的病灶找出，可切片或直接切除病灶化驗，準確度在 95% 以上。

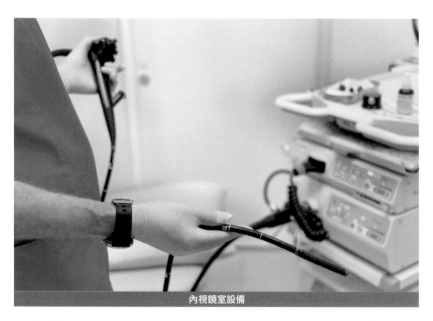

內視鏡室設備

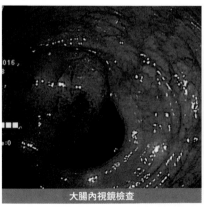

大腸內視鏡檢查

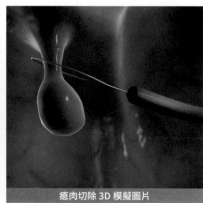

瘜肉切除 3D 模擬圖片

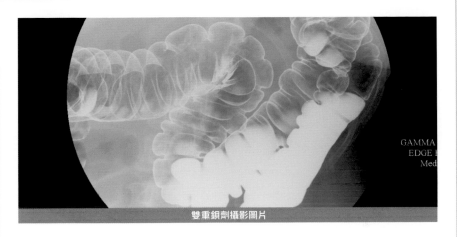
雙重鋇劑攝影圖片

❹雙重鋇劑攝影

大腸鋇劑檢查又稱為下消化道攝影，這是針對大腸的特殊 X 光檢查。為使得大腸影像能表現在 X 光片上，先將一定量的鋇劑由肛管灌入，然後再灌入腸道一些空氣使其膨脹，藉影像判定是否有瘜肉、腫瘤或其他腸道症狀和疾病。不需麻醉、比較不痛但比較費時。

❺超音波檢查

腹部超音波屬非侵入性也無輻射性的檢查項目，對大腸癌患者可搭配其他檢查以評估判斷及追蹤是否有其他器官病變或轉移。主要在檢查肝臟、膽囊、胰臟、脾臟、腎臟等是否有腫瘤或其他病變。

❻電腦斷層掃描（CT）

電腦斷層是利用 X 光射線可穿透人體的特性，將不同角度拍攝到影像，經電腦處理後呈現出精確的構造影像。電腦斷層掃描可用來確定腫瘤位置與大小、對周圍組織的侵犯程度及是否有轉移至其他器官。掃描時須監測腎功能（**creatinine**），另外，有些人可能對顯影劑產生過敏不適。

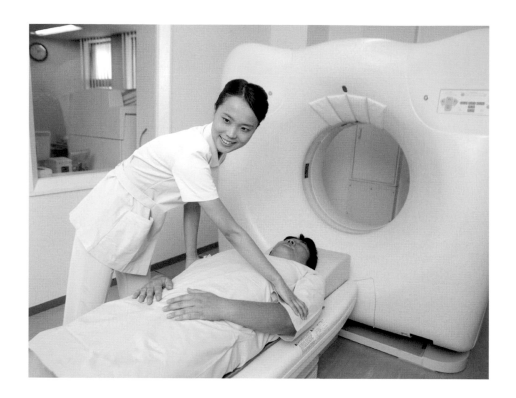

❼腫瘤胚胎抗原（CEA）

大腸癌常用的抽血檢驗腫瘤指標有 CEA 及 CA-199，但以 CEA 為主。除了大腸癌，胃癌、胰臟癌、肺癌、乳癌與卵巢癌等都可能使 CEA 指數上升；非癌症如抽菸、發炎性腸炎、胰臟炎、肝硬化等也會使指數上升。一般是利用 CEA 作為追蹤大腸癌在術後是否復發與評估預後參考。

❽正子攝影（PET）

是現今最先進的醫療診斷技術之一，屬非侵入性檢查。可以早期發現潛藏的癌症及病灶位置、淋巴結、其他器官侵犯轉移與癌症分期判定。現今有正子斷層掃描 **（PET/CT）**，在進行正子攝影檢查後，再進行全身電腦斷層掃瞄，以得到更好的診斷結果。

大腸直腸癌檢查優缺點一覽表

檢查	優勢	缺點	說明
肛門指診	門診時直接檢查、時間短	內診後的主觀判斷	直腸肛門附近病灶如瘜肉、腫瘤等
免疫法大便潛血試驗（FOBT）	不須飲食限制簡單、方便	偽陽性約 30%	❶測肉眼看不見的出血 ❷敏感度佳、特異性佳、只針對人體血液，不受飲食藥物影響
雙對比銀劑攝影	常用於評估大腸問題、不需麻醉	❶因大腸中糞便誤判 ❷腸子重疊遺漏	利用銀劑和空氣灌腸，進行大腸 X 光檢查。
大腸直腸內視鏡檢	為目前檢查大腸癌最佳工具	低機率（0.1～0.2%）的可能副作用：腸穿孔和出血	同時可以針對病灶施行切片、瘜肉切除、黏膜切除以治療大腸瘜肉或部分早期大腸癌。
腹部及骨盆腔的電腦斷層掃描（CT）	❶整體評估腫瘤的所在位置 ❷是否遠處轉移	❶輻射劑量高 ❷顯影劑過敏不適	❶作為手術前期別診斷 ❷治療方向參考 ❸追蹤參考
全身正子攝影（PET）	癌細胞全身轉移之影像	放射性物質劑量過高	
腫瘤胚胎抗原（CEA）	適用追蹤手術成效或是否復發	敏感度低較不適合做為大腸癌篩檢工具	有些卵巢癌、胰臟癌或肺癌也會使 CEA 指數升高

注意：檢查需求順序大致由上而下

檢驗的目的在提高診斷的準確度以提高治癒率。因此在此階段，病患若有疑問請即刻與醫師討論，醫師有義務詳細告知病患為何需要這些輔助性檢查。

治療

相較於其他癌症，雖然大腸癌發生率高，但因病灶大多是直接凸出於腸內膜表面，比較容易發現，如果能定期篩檢，大腸癌是可以及早發現、治癒率極高的癌症。

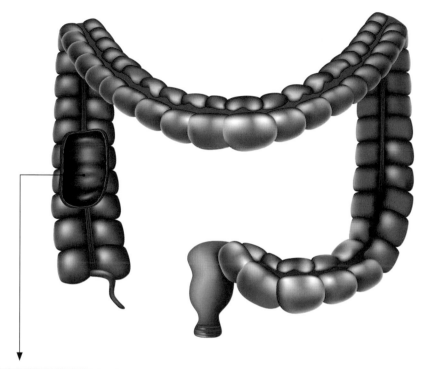

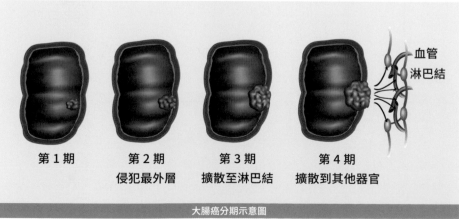

第 1 期	第 2 期	第 3 期	第 4 期
	侵犯最外層	擴散至淋巴結	擴散到其他器官

血管
淋巴結

大腸癌分期示意圖

根據不同病期擬訂大腸癌的治療計劃

病理分期	定義	治療方式
第O期	癌細胞在最初階段，僅局限於黏膜層或黏膜層下表淺部位，此階段也被稱為原位癌（TIS）	❶手術切除治療 ❷定期追蹤
第1期	癌細胞於黏膜層下層或到固有層	❶手術切除治療 ❷定期追蹤
第2期	癌細胞已經侵犯結腸或直腸的最外層但未擴散到附近的淋巴結。	❶手術切除治療 ❷視情況可能需要進行化療或放療作為輔助治療 ❸定期追蹤
第3期	癌細胞已侵犯至病灶附近組織及擴散至附近淋巴結，但未遠端轉移到其他器官	❶手術切除腫瘤 ❷需進行化療或放療為輔助治療 ❸若癌細胞靠近肛門，可能需要先進行放射治療 ❹定期追蹤
第4期	癌細胞已遠端轉移到大腸外的其他器官（最常見的遠端轉移是肝臟、肺部）	❶病情特殊，治療計劃需由多專科團隊共同擬訂。 ❷評估若不適合以手術切除，以化療與標靶治療為主。

定期追蹤檢查

② 單刀直入──手術進行式

隨著治療癌症新療法不斷地出現，以目前狀況而言，手術切除病灶仍是治療大腸癌最主要的治療、也是最直接有效的方法。不論採用以下哪一種手術，大腸直腸癌手術切除的範圍，目標是包括有腫瘤生長的腸道、鄰近一小部份健康腸道（**切除部分包含外圍腸繫膜、血管和淋巴組織**），達到區域完全清除腫瘤組織，同時盡可能保持腸道的功能，切除後再縫合重建完整腸道，以恢復排便功能。

目前大腸癌仍是以手術切除病灶為主，而化學治療和放射治療為輔，千萬別相信偏方而延誤治療。

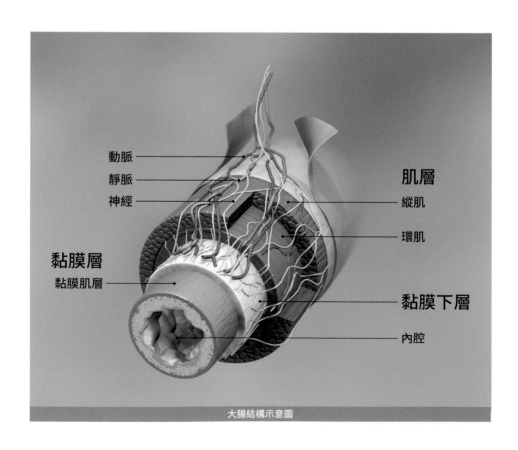

動脈
靜脈
神經

肌層
縱肌
環肌

黏膜層
黏膜肌層

黏膜下層

內腔

大腸結構示意圖

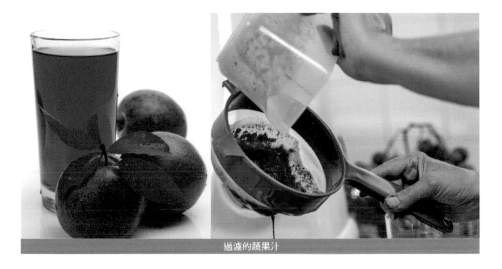

過濾的蔬果汁

手術前腸道準備

不論進行何種手術，手術時大腸內如果有糞便殘留或細菌數量過多，會大大提高手術後感染的風險。為達最佳治療效果，會利用 1 ～ 2 天時間進行腸道準備：

❶ 建議手術前 2 ～ 3 天進行低渣或清流質飲食。例如米湯、清湯、過濾的蔬果汁等低渣飲食、蜂蜜水或運動飲料等清流飲食。除了可自行準備低渣飲食，也可以選用專業配方低渣代餐包，讓術前病患輕鬆方便吃飽，並讓糞便殘留量減到最低。

❷ 手術前 1 天開始服用瀉劑，為確保能夠完成腸道清腸，可選用藥量低、口感佳的清腸劑，視情況給予點滴補充電解質。

❸ 手術前一晚、手術當天早上視狀況予以施行灌腸。

❹ 依照病人狀況可能需要預先服用或施打抗生素。

手術前注意事項

❶ 醫師會向病患或家屬說明手術的效果與可能的併發症及風險。

❷ 由患者或家屬填妥麻醉、手術、輸血等同意書。

❸ 手術前最基本的檢查：除了一般血液及生化檢驗，包含肝功能、腎功能、血球數目與凝血功能等，還有心臟及肺臟功能檢測，如 X 光及心電圖等。

手術前需要告知醫師的事

❶ 目前的身體狀況：除了已知的疾病，當下是否感覺不舒服，例如發燒，醫師會評估進行手術是否危險。

❷ 慢性疾病：例如，有心血管疾病，手術時需要特別注意心血管。

❸ 目前用藥：例如，心血管疾病患者所服用的抗凝血劑會造成手術止血不易的危險。

❹ 是否對特定物質過敏：例如，藥物、酒精……等。

❺ 抽菸、酗酒：抽菸患者需特別注意呼吸系統，酗酒患者不易麻醉或手術中有甦醒的可能。

傳統剖腹手術

傳統大腸癌切除手術需要一個 20 ～ 30 公分長的開腹切口，以便看清腹腔內的各器官與腸道，進而針對病灶與周圍組織執行切除手術。

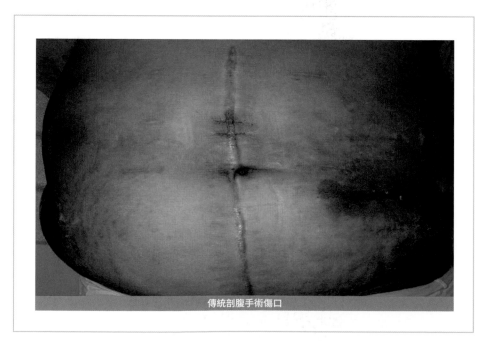

傳統剖腹手術傷口

腹腔鏡微創手術

不論是腫瘤切除範圍、手術併發症，以及病人的存活率等，完全可以達到與傳統剖腹手術相近的結果，不僅對一般民眾有所助益，對老年人更是益處多多：

❶ 是一項附有照相鏡頭、電視螢幕光源與特殊的手術器械的裝備。

❷ 一般只須在腹部切開 3 ～ 5 個不到一公分的小切口。

❸ 腹腔內須灌入二氧化碳使腹腔變大。

❹ 將腹腔中影像傳至螢幕，讓醫師看著螢幕進行組織剝離、止血、切除、縫合等動作。

❺ 經由腹部、肛門或陰道切開一個切口將切下的病灶組織拿出再將腸道接合。

❻ 由於傷口小、術後疼痛較輕、排氣快、體能恢復快。

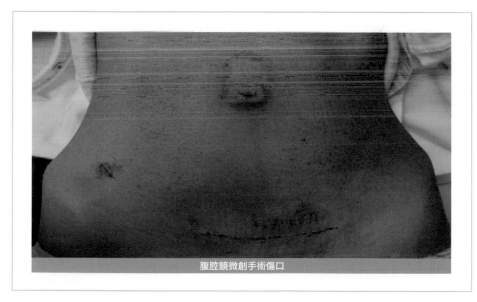

腹腔鏡微創手術傷口

腹腔鏡微創手術其他優點：

● 對免疫力的影響較傳統手術小
● 對老年人（＞ 80 歲）的心肺功能影響較少
● 儘早可進食及下床活動

● 早日返回工作崗位
● 併發症較少
● 生活品質較滿意

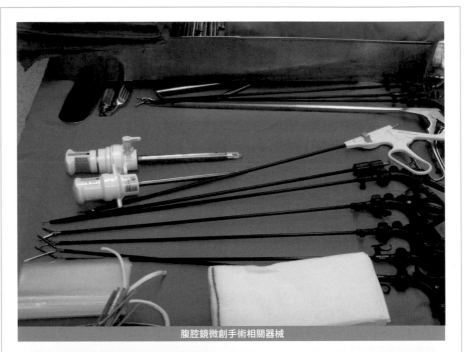

腹腔鏡微創手術相關器械

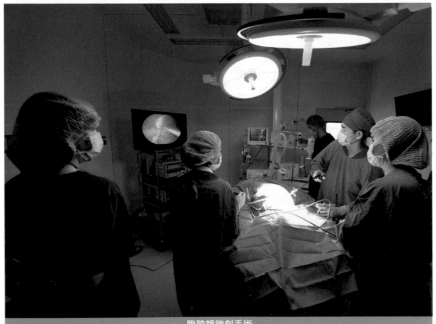

腹腔鏡微創手術

腹腔鏡微創手術種類

- 傳統充氣式腹腔鏡手術
- 單手輔助式腹腔鏡手術
- 無氣式腹腔鏡手術
- 單一切口腹腔鏡手術
- 經自然孔腹腔鏡手術（NOSE）
- 達文西機械手臂手術
- 經肛門直腸內視鏡手術（TEO）

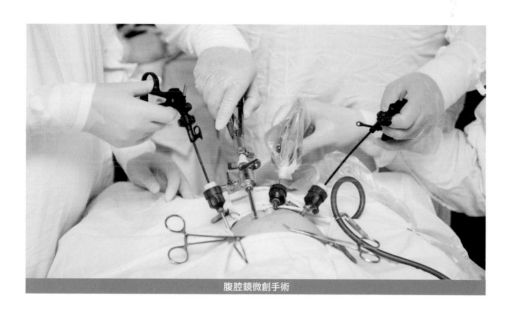

腹腔鏡微創手術

目前大部分的腹腔鏡手術，以腹腔鏡微創手術方式較為普及，而且腹腔鏡微創手術發展的時間已久，相關的硬體設備及器械完備齊全，取得也較容易，轉而應用到大腸直腸手術上，並沒有太多的困難；另一方面則是因為大腸直腸腹腔鏡手術已發展一段時間，標準的手術方式及步驟漸漸形成共識，可能發生的困難或併發症也逐漸被克服。因此腹腔鏡微創手術是最被普遍認可與採用的。

近幾十年發展出新式手術，稱為「經自然孔腹腔鏡手術」（NOSE）及「經肛門直腸內視鏡手術」（TEO）。

經自然孔腹腔鏡手術（NOSE）

經自然孔腹腔鏡手術（**NOSE**）指的就是經由肛門或是陰道進行大腸直腸手術。好處是腹部傷口變少，傷口僅約 1 公分左右，且傷口感染及術後的疼痛更降低許多；但需特殊器械及訓練才能進行手術。

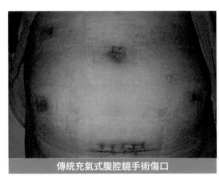

傳統充氣式腹腔鏡手術傷口

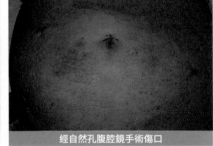

經自然孔腹腔鏡手術傷口

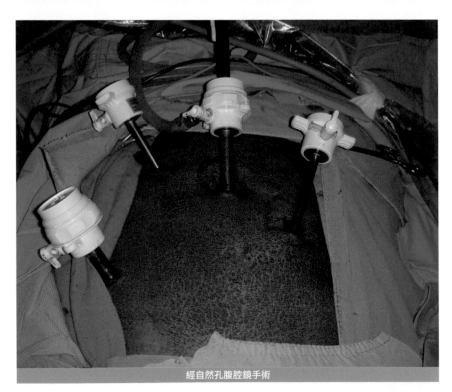

經自然孔腹腔鏡手術

達文西機械手臂手術

❶ 克服腹腔鏡手術 2D 平面影像的缺點，透過放大 10 ～ 15 倍人體組織構造、提供醫師 3D 立體高解析度影像。

❷ 機械手臂完全模擬醫師雙手的動作，讓醫師在螢幕前以即時遙控器械手臂進行手術。

❸ 視野清晰，一目了然，止血及縫合更精準。

❹ 醫師採坐姿進行手術不易疲累，有利於長時間進行複雜或高難度的手術。

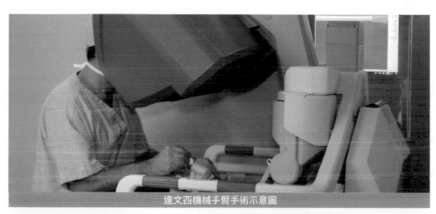

達文西機械手臂手術示意圖

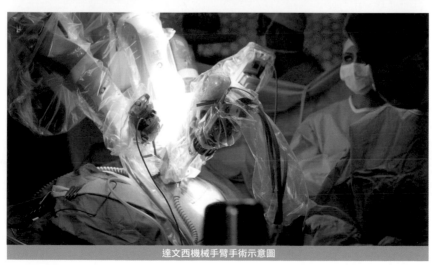

達文西機械手臂手術示意圖

大腸直腸癌手術方式

	傳統剖腹手術	腹腔鏡微創手術	達文西機械手臂手術
傷口大小	較大	較小	較小
出血量	較大	較少	較少
疼痛指數	較痛	中等	中等
排氣時間	慢	快	快
併發症	較易	較少	較少
住院日數	長	短	短
復原時間	慢	快	快
費用	較低	部分耗材自費	較高
麻醉	手術皆須全身麻醉		

經肛門直腸內視鏡手術（TEO）

直腸癌早期病變的保肛手術。鄰近於肛門直腸的腫瘤或是較大的直腸瘜肉，不需用傳統方式切除腸段，利用此腹腔鏡的器械經由肛門直腸，將局部腫瘤或瘜肉切除並縫合。

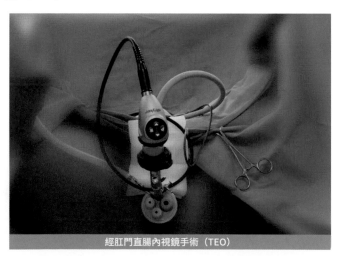

經肛門直腸內視鏡手術（TEO）

此為微創手術，優點是可保留直腸肛門的括約肌功能、免於腸造口及減少手術創傷、併發症、縮短住院時間等。

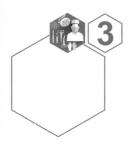

3 風聲鶴唳──手術可能的併發症

傳統剖腹手術、腹腔鏡微創手術與達文西機械手臂手術皆無例外，只要麻醉、有傷口，任何手術都有風險和併發症，但如果手術前能仔細評估，應可將風險或併發症降到最低。

大腸直腸癌手術可能的風險與併發症：

❶ 所有手術都有麻醉或手術引起的死亡的風險，如心肺功能併發症等。

❷ 皮下氣腫及口疝（腹腔內組織或器官凸出於手術切口）。

❸ 吻合處（縫合處）洩漏、感染及敗血症。

❹ 血管栓塞，又稱為「靜脈栓塞」。血栓可能是傷口裡的血塊。血栓若經靜脈流到肺部，引起肺栓塞 ；流到腦部，可能造成有生命危險的併發症，中風。

❺ 與藥物、血液、麻醉藥物等相關的過敏症。

❻ 手術後吻合處（縫合處）手術傷口與鄰近器官組織發生沾黏或腸阻塞。

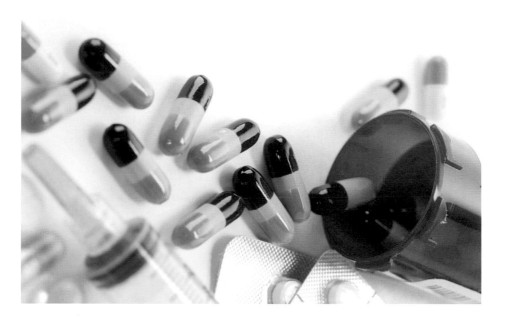

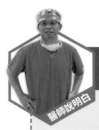

什麼是「沾黏」？

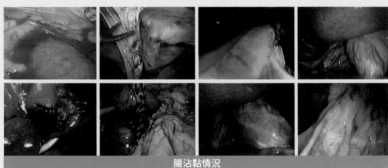

腸沾黏情況

在正常情形下，器官外部會覆蓋一層外膜，內腔也會覆蓋有內膜（例如腸內膜、口腔內膜、子宮內膜⋯⋯），維持絲滑狀，讓器官與器官間即使堆疊在一起也可以自由滑動，內腔也不會黏在一起。但如果發炎、出血、腹腔手術或其他不明原因，因受傷後所啟動的再生機制會幫助傷口癒合，造成本來應該分開的組織或器官被新生組織「黏結」互相黏合在一起。

沾黏性腸阻塞（Adhesions）是急診常見的腹部急症，目前最常見的原因是開刀後所引起的沾黏。

腹腔手術後，腸道沾黏程度依病患狀況有所不同，導致發生腹痛、脹氣、腸阻塞等症狀，通常在術後 3 ～ 6 個月才會有較為明顯的症狀，但其影響可能長達數十年。藥物可讓症狀暫時緩解，但若沾黏得嚴重，則需視狀況評估是否再次以手術剝離。

目前臨床上有各種防沾黏產品，醫師可視不同手術方式於手術進行時使用防沾黏產品，以預防或降低術後沾黏發生的機率，但因防沾黏的產品需自費，病患需與醫師討論是否在手術進行時使用。

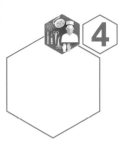

4 漫漫腸路——術後照護

手術後復原之路需要病患與家屬全力配合，因為手術後恢復愈快，愈能及早恢復正常作息或銜接後續治療，能大大提升大腸癌整體的治療效果。請相信自己，有信念必定能達成目標。

手術後的傷口照護

❶ 即使微創手術傷口較小，疼痛仍無法避免。由於剛手術完須禁食，故不能吃止痛藥，但可以肌肉注射止痛劑，或裝置患者可以自行控制的麻醉劑注入點滴瓶以減輕疼痛。

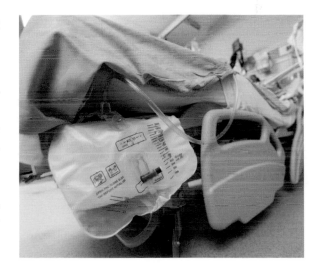

❷ 術後腹部傷口每日換藥，約 7～14 天左右待傷口癒合後可拆線。手術後束腹帶的使用，可避免腹部傷口拉扯與減輕日常活動時的疼痛不適。

❸ 有些患者術後會有放置特殊管線，如鼻胃管、導尿管、中心靜脈導管及引流管等。醫師會依照病人恢復狀況陸續移除管線。

❹ 術後一般約 2～4 天就可下床活動，早早下床活動可幫助腸蠕動、促進肺部擴張及排痰、恢復活動力等。

❺ 手術麻醉後須作深呼吸、咳嗽以利肺功能恢復，必要時會須依醫囑蒸汽吸入及協助背部拍痰，幫助肺部擴張以利痰液咳出。

❻ 當傷口癒合良好，手術後 5～7 天即可出院返家休養，但仍須視患者的手術類型、復原狀況而定。

腸造口

少數患者會因為腫瘤離肛門太近、腸阻塞，或疾病影響等無法保留肛門，術後必須製造另一個出口以利往後糞便的排泄，醫師會在遠離手術傷口的腹部上將腸子的一段拉出做成「腸造口」或稱「人工肛門」。造口可分迴腸造口、橫結腸造口、乙狀結腸造口等。視病人狀況決定造口是暫時性（保護性）或是永久性（肛門無法與腸吻合者）。

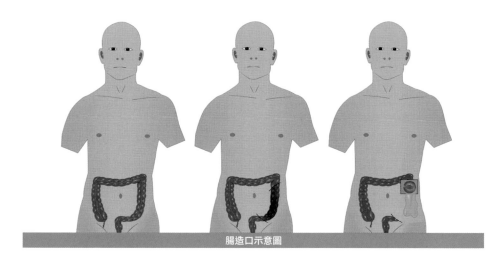

腸造口示意圖

出院後、回診與特殊狀況

出院前醫師會預先安排好回診時間，一般是出院後 1 週回診。

❶ 服用藥物：必要的藥物應按時服用。

❷ 傷口照顧：保持傷口乾燥清潔，若發現傷口有紅腫熱痛、發燒、發冷等，必需立即返院診治。

❸ 疼痛處理：依醫師指示服用止痛藥物改善疼痛狀況。

❹ 手術部位需要時間的癒合，依手術類別、手術前的健康狀況、手術後的體能恢復情況而定。

❺ 定期回診追蹤：患者須定期回診追蹤，可防範復發。

❻ 有人工肛門的病患，在出院 1 ～ 2 星期內傷口周圍會有水腫現象，會慢慢消腫。出院前，護理人員會教導照護方式及選擇適當的腸造口用品。

手術後的飲食原則及營養照顧

飲食調整只是整個大腸癌治療過程的一部分，負有階段性任務，雖有通則，仍須視個別狀況加以調整，例如，若使用人工肛門，應避免產氣的食物如澱粉類、豆類等，才能符合個別需求。有問題應多徵詢營養師意見，避免造成手術後腸道負擔或營養缺乏。

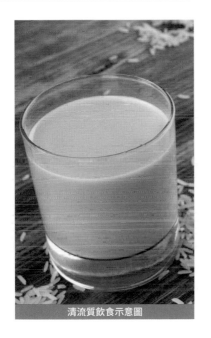

清流質飲食示意圖

第一階段，清流質飲食（術後2～3天）

大腸手術後 使腸道傷口儘速癒合、避免刺激、同時也試探腸胃道能否負擔進食，病患一般會在排氣後開始嘗試喝水，若無其他不適就開始1～2天清流質飲食，清流質飲食須完全無渣、不會產氣、也不會刺激腸道蠕動的食物，如米湯、去油清湯、過濾果汁、蜂蜜水等。此飲食方式無法提供足夠的營養素，因此食用以不超過2天為限。

注意：進食後腸道便開始增加蠕動，可能有輕微腹瀉，但若感覺腹部疼痛、腹脹等不適情況，須告知醫護人員以進一步處置。

第二階段，低渣飲食、軟質飲食

低渣飲食目的讓食物很快消化吸收、減少排便的頻率與體積，讓腸胃道有充分的時間調養。術後約5～7天可慢慢增加軟質飲食，須少量多餐、細嚼慢嚥，飯後可多走動以幫助消化。

❶以均衡飲食為基礎，選擇纖維含量低、避免在腸道留下多量殘渣的食物。

❷去筋去皮魚肉類、避免全穀類，並採用可使食物柔軟多汁的烹調方式（燉煮）。

❸過濾蔬菜汁取代蔬菜，過濾果汁取代水果。一次過多的纖維易造成腸阻塞，故需視狀況慢慢增加纖維的量。

❹避免油炸、油煎、刺激性食物。

❺牛奶與乳製品及易產氣食物應避免。

❻增加水分攝取，預防便祕。

❼避開富含油脂的堅果類、蛋糕、麵包。

❽除了一般飲食調整之外，手術後患者也建議可以採用專業配方的低渣代餐包，方便獲得充足均衡的營養以促進康復。

❾可視情況補充足夠的熱量、蛋白質、礦物質及維生素。

第三階段，正常均衡飲食

當腸道功能恢復正常後，建議逐步恢復一般均衡飲食，依個人體型及活動消耗，均衡攝取 6 大類食物：❶全穀根莖類、❷豆魚肉蛋類、❸低脂乳品、❹油脂與堅果種子類、❺蔬菜類、❻水果類。食物的選擇以天然為優先考量，盡量避免攝取加工食品。掌握均衡、低油、高纖的飲食型態為術後維持腸道健康的最高指導原則。

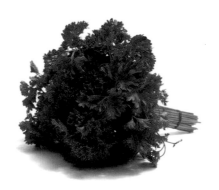
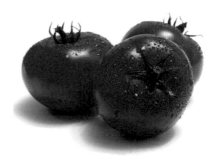

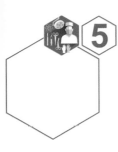

5 關鍵時刻──放療、化療的使用時機與飲食

除了手術治療，對週邊淋巴結已被癌細胞（第三期）侵犯的病患而言，輔助性化學治療是不可或缺的，它可預防腫瘤局部復發及遠端器官轉移，並提高治癒率。

> 那麼，手術後何時該開始接受輔助性化學治療？愈快愈好嗎？

一般而言，醫師會建議病患在手術後 4～6 星期內做化學治療，如果術後復原良好，可以在一個月內開始接受化學治療，一切端視病患手術後復原狀況而定。

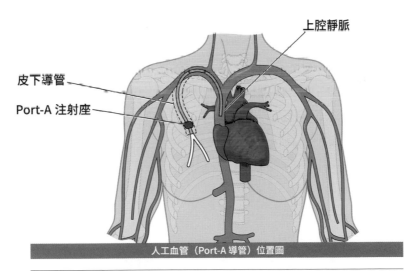

人工血管（Port-A 導管）位置圖

說明：確定接受化學藥物治療前，醫師會在病人身上先行手術植入一條人工血管，作為長期且多次注射用的人工血管與注射座，主要在避免病患周邊靜脈血管會因藥物毒性傷害及重複受靜脈穿刺之苦。一般放置的是人工血管有 Port-A 導管及 PICC 導管，但以 Port-A 導管較常見。

❶Port-A 導管放置於右或左鎖骨的皮膚下，導管則會沿著大血管到達心臟。
❷注射座外觀是像一般硬幣大小的圓盤凸起，每次施打化學藥物時就從圓盤注入。
❸因完全植入埋在皮膚下固定，放置人工血管的手臂勿過度活動拉扯。
❹不會影響日常生活。
❺化療療程結束後仍會繼續放置，約需 1～3 個月注射沖洗管路以保持通暢，化療完成約 2～3 年經追蹤評估穩定時便可移除。

病理分期	治療方向	說明
第1期	手術切除	
第2期	手術切除、口服化療 高危險群患者，建議化療	高危險群患者： ❶腫瘤太大超過5公分　❷腫瘤破裂 ❸腫瘤造成腸道阻塞　❹腫瘤侵犯附近的器官
第3期	手術切除 化學治療 放射治療	若腫瘤靠近肛門，可先進行放療＋化療縮小腫瘤，再進行手術，以保留肛門與括約肌
第4期	手術切除 化療＋標靶治療	病情特殊，治療計劃由多專科團隊共同擬訂。
化療頻率 與期間	病患手術後輔助性化學治療方式依醫師建議及與病患和家屬溝通，目前常見的治療方式是每2週一次，第二期復發高危險群化學治療約8週，第三、四期大腸癌化療治療療程預計 12～18 週。	

放射治療

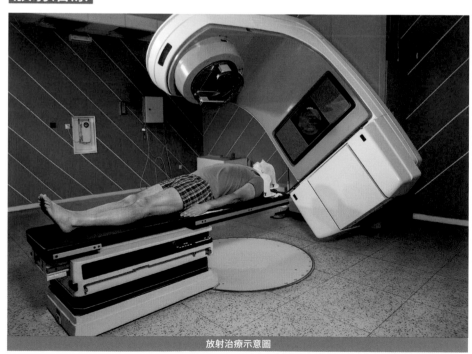

放射治療示意圖

所謂放射治療（Radiation therapy），簡稱放療或電療。是利用儀器將放射源釋出的輻射線集中，直接照射在癌症病灶上，高能量的輻射線會破壞消滅快速分裂的癌細胞，目的在減少局部復發，達到治療的目的，由於是局部性，對正常細胞的損害降到最低，副作用很少、也很輕微。目前較多使用於直腸癌患者，在治療癌症方面，放射治療通常會結合手術與化療，但是三者確切執行的先後順序，或者如何搭配則須由醫師評估判斷。治療方式如下：

❶ 可作為輔助性治療，例如手術後放射治療，在手術已先除去病灶減輕症狀，並能確實了解癌細胞實際侵犯範圍，此時放療目的在於預防局部復發與可能的轉移。

❷ 有一些侵犯程度較嚴重的直腸癌患者，會採取手術前先做放射治療，先行照射後腫瘤通常會縮小，降低手術中癌細胞的擴散，再利用手術完全切除的機會大增。特別是對肛門附近的直腸癌，若先行放療，有一部份病患能夠在手術後保留肛門括約肌，免除做永久性人工肛門。

❸ 有些醫師嘗試在剖腹手術中實施放射治療，優點是可直接照射骨盆腔內無法切除的病灶，降低腫瘤的生長增加存活率。但此治療模式需要特別手術室以遮蔽輻射線，更需要放射腫瘤科醫師的密切配合，實施此治療模式有其困難度。

❹ 可作為姑息性治療，針對術後復發、腫瘤太大無法切除、無法根治或是已經轉移部位，都可藉著局部照射放療藉以減輕症狀。

副作用：局部性皮膚發炎、紅腫及腹瀉、疲勞倦怠感等，治療後症狀會逐漸減退改善。

化學治療

不同於手術、放射治療的局部性，化學治療（**chemotherapy**）是一種**全身性的治療，**由於癌細胞可能擴散、轉移及復發，故利用經靜脈注射或口服化療藥物，讓藥物循環全身，可以在轉移前、轉移中或已經落腳其他器官時殺死癌細胞，以達到預防及治療效果。可作為：

❶**輔助性治療**

於手術後進行化療，使用藥物殺死殘餘的癌細胞，目的是降低少數肉眼看不見癌細胞的顯微轉移及擴散的機會，以達到預防和復發的目的。

❷**新輔助化療**

通常是在治療直腸癌時使用，於手術前先進行化學治療（或放射治療），以藉以縮小腫瘤、降低擴散，使手術進行更加順利。

❸**姑息性化療**

為無法進行手術或已經轉移到身體其他部位的癌症晚期病患作為治療主力**（可能搭配標靶治療）**，使用化學抗癌藥物以緩減病情及改善生活品質。

部分大腸癌常用化學治療藥物與副作用列表

藥物	給藥方式	副作用
Tegafur +Uracil （UFUR）	口服	無食慾、腹瀉、噁心、嘔吐、皮膚癢
Capecitabine （Xeloda）	口服	腸胃不適、手足症、疲倦、無力、厭食
Fluorouracil （5-FU）	靜脈注射	腹瀉、噁心、嘔吐、掉髮
Oxaliplatin	靜脈注射	發燒、疲倦、無力、末梢神經病變
Irinotecan	靜脈注射	延遲性腹瀉、噁心、嘔吐、脫水

標靶治療

化學治療是利用藥物全面性摧毀癌細胞，但同時也殺死某些身體正常的細胞，因此副作用較大。標靶治療（target therapy）的作用原理是，藥物在設計時就已設定好攻擊目標（target），利用只有在癌細胞才會有的特殊構造，專一性的專攻癌細胞，且對正常組織細胞的傷害降到最低。標靶治療並無法取代化學治療，亦非萬能，仍需搭配化學藥物治療一起使用效果較佳。但治療前須先檢驗 K-ras 基因（**請見 93 頁說明**）。正常的 K-ras 基因可抑制腫瘤細胞生長，但基因發生變異時，細胞會持續性活化生長，進而導致腫瘤的形成。約 30%～50% 大腸癌患者有 K-ras 基因突變。

部分大腸癌常用標靶治療藥物與副作用列表

標靶藥物	作用機制	給藥方式	健保給付方式	副作用
癌思停 (Avastin)	抑制內皮血管新生，令癌細胞無法繼續生長	靜脈注射	須經事前審查核准後使用。每次申請以 12 週為限。總療程以 24 週為上限。	暫時性的高血壓現象較常見。少部分會有腸穿孔、出血等反應
爾必得舒 (Erbitux)	阻斷表皮細胞生長因子接受器	靜脈注射	須經事前審查核准後使用。每次申請以 18 週為限。總療程以 36 週為上限。	皮膚反應和皮膚乾燥等
癌瑞格 (Stivarga)	多激酶的小分子抑制劑	口服	須經事前審查核准後使用。每次申請以 8 週為限。	手足皮膚反應、皮疹、疲累、腹瀉、高血壓、食慾不振等
柔癌捕 (Zaltrap)	與人類血管內皮生長因子 A、人類血管內皮生長因子 B 及人類胎盤生長子因子結合，阻斷訊息傳遞，藉由抑制內皮細胞增生，等同抑制新生血管的生長，少了新血管供給養分，方能抑制癌細胞生長。	靜脈注射	健保給付申請中。	嗜中性血球減少、腹瀉、高血壓、疲倦無力、少部分會有腸穿孔、出血、傷口癒合不易等反應

化學療法最根本副作用與臨床症狀列表

副作用	影響組織或細胞	副作用臨床症狀	說明
消化系統的黏膜組織發炎	口腔黏膜	口腔炎、潰爛：食慾不振	人體消化系統的上皮細胞（黏膜組織）為生長快速的細胞，亦會受抗癌藥物的影響而出現不同程度的臨床症狀。
	食道黏膜	食道炎、潰爛：食慾不振	
	胃黏膜	胃炎：食慾不振	
	小腸黏膜	小腸炎：吸收不良	
	大腸黏膜	大腸炎：腹瀉或便祕	
骨隨造血細胞受損	白血球	生成受抑制，數量降低，免疫系統功能下降，可能併發感染，包含已經受損的口腔與食道，造成潰爛。	骨髓造血細胞是分裂再生能力極強的細胞。
	紅血球	❶紅血球生成受抑制，紅血球數量減少、血紅素降低導致貧血、臉部蒼白。❷血紅素下降導致攜氧量不足，在有體能活動時，容易感到疲倦、頭暈。	
	血小板	數量偏低導致凝血功能不佳：❶傷口出血需要較長時間止血❷各種出血症狀。	
毛髮脫落	毛囊上皮細胞	毛囊細胞受損，造成不同程度的毛髮脫落，頭髮、眉毛、睫毛、鬍子都可能脫落。	
噁心、嘔吐、食慾不振	❶刺激大腦嘔吐中樞❷刺激腸胃道迷走神經❸其他因素	營養不良體重下降	
神經受損	周圍神經系統	四肢末端麻刺	
對身體其他器官的傷害	心臟、肺臟、腎臟、肝臟、精子製造……	❶各器官由各種不同細胞構成，細胞受到衝擊，自然會影響此器官需要執行的功能。❷不同的化療藥物可能會對不同的器官造成某種程度傷害。	
備註	❶癌症治療藥物雖然有很多副作用，但不是每一種副作用都出現在每個病患身上，端視使用的藥物而定。有些人完全沒有副作用，也有人有很明顯副作用。❷副作用嚴重程度會因個人體質、藥物種類、劑量與是否合併其他治療而異。❸大部份的副作用在治療結束後會逐漸消失。❹副作用的發生並不表示病情變糟，副作用嚴重程度也與治療結果無關。❺詢問醫師專屬於個人的治療方式與可能會出現的副作用、該如何在治療過程中預防或降低副作用發生。		

化學療法的副作用

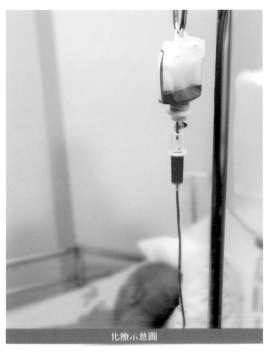
化療示意圖

人體各種細胞各有其「壽命」，從數天到數月不等，但從正常細胞轉變而來的癌細胞不同，它們快速生長、無限分裂、長生不死，化學治療藥物就是利用破壞細胞「細胞分裂、再生」各個步驟的方式，加以抑制或殺死癌細胞。

化學治癌藥物缺點是，它是全身性的，藥物並不會分辨哪一個是癌細胞或正常細胞，只要細胞有相似「快速分裂、再生力強」特徵，一律全面性摧毀，因此注射或服用抗癌化學藥物除了殺死癌細胞，也會殺死體內有類似快速分裂特徵的正常細胞，因此會造成各式各樣的副作用。

化學治療的飲食原則

不論手術或化療，癌症治療是一段艱辛的路程，而化學藥物副作用所導致的噁心、嘔吐、口腔潰爛、腹瀉，味覺、嗅覺等異常，外加沮喪等情緒，都會造成食慾不振、營養不良。根據醫學統計，有 1/4 ～ 1/3 癌症病患者並非死於腫瘤本身，而是死於營養缺乏的「癌症惡病質」。所謂「癌症惡病質」是因

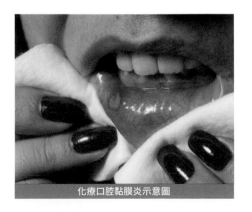
化療口腔黏膜炎示意圖

食物攝取減少導致身體代謝異常，進而影響全身。包含厭食、體重減輕、倦怠無力、貧血、憔悴、電解質不平衡、免疫力降低等情形，在此不良狀態下，病患有「容易感染、衰竭和死亡」的風險。

有病患會聽信流言，擔心營養補充會使癌症細胞快速增生而導致癌症惡化，這是不對的觀念，在尚未將癌細胞餓死之前，自己就先餓死了。癌症屬於消耗性疾病，因此充足的飲食在抗癌過程中佔有極重要的一環，病患若能充分了解並遵守飲食原則，就能比較順利度過艱辛的治療過程，以求達到治癒癌症的終極目標！

充足的飲食，是恢復健康的首要條件：

❶營養充足，化療和放療效果比較好。
❷治療期間，良好的營養比較能抵抗副作用與減少併發症。
❸治療期間需要體力，營養素的需求比沒生病以前多。
❹飲食良好，手術治療較能迅速復原。
❺營養良好，比較能承受高劑量的藥物治療。
❻預防組織細胞過度耗損，修復遭破壞的組織。
❼強化免疫系統、抵禦可能的感染。
❽營養能維持生理的功能與個體的正常活動。
❾進食能調節神經、荷爾蒙發揮作用，恢復消化道功能。

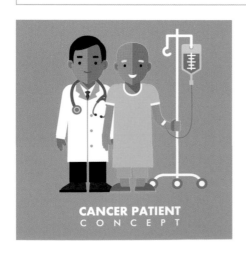

CANCER PATIENT
CONCEPT

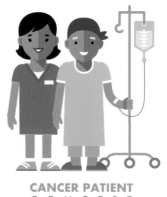

CANCER PATIENT
CONCEPT

化學治療前、中、後的飲食原則

當病患無法正常攝取足夠的營養，人體會利用原先儲存的養分做為能量來源，耗損體能。患病時最需要的抵抗力，也唯有供應充足的營養素才能加強，所以對於應該攝取什麼營養素先別錙銖必較，只要是食物，在吃得下時候可以少量多餐的進食。化療期間應注意事項如下：

❶ **確診後，手術前、化療放療前**
想吃就吃、能吃就吃、該吃就吃，均衡飽足的飲食是康復的第一步。

化療放療前可開始補充精純的麩醯胺酸，用以降低化療放療造成的口腔黏膜發炎程度、提升免疫力及增強腸道營養吸收，同時可避免因化療放療造成的四肢麻感。

∙∙

❷ **放射、化療中**
絕大多數的患者食慾不佳，味口改變，建議少量多餐，可以選擇體積小、高營養、高熱量的食物，攝取足夠的營養，能減輕藥物的副作用。

口腔黏膜炎為治療過程中常見的症狀，患者因疼痛而無法進食或吞嚥困難時，可使用 benzydamine 消炎止痛噴劑舒緩疼痛，並可「含漱」口腔專用凝膠，內含的 PVP、玻尿酸鈉及甘草次酸成分，可以在口腔黏膜形成完整、滋潤的保護膜，以利進食。

∙∙

❸ **治療結束後**
修補受損組織、改善體質、增強免疫力是首要之務，攝取足夠的營養再配合充分的休息、適當的運動，提高戰勝癌症的機會。
附註：（預防復發、健康的飲食原則，於 Part 4 詳盡敘述。）

大腸癌治療後追蹤建議時間表

大腸癌病人經治療後,須定期門診追蹤,身體狀況、期別不同、復發風險不同,追蹤檢查頻率亦不同,期別越高、復發風險越高,需更頻繁回診追蹤。

根據美國癌症學會的建議,以下為目前大腸直腸癌治療後的追蹤流程:

項目／時間	術後 2 年	術後第 3～5 年	5 年以後
血液生化值檢驗	每 3 個月檢查一次	每 6 個月檢查一次	每年檢查一次
腫瘤胚胎抗原（CEA）	每 3 個月檢查一次	每 6 個月檢查一次	每年檢查一次
大腸鏡檢查	每年檢查一次		
胸腔 X 光（CXR）	每 6 個月檢查一次	每年檢查一次	
腹部電腦斷層／超音波掃描	每 6 個月檢查一次	每年檢查一次	
全身正子攝影（PET）	視情況而定		

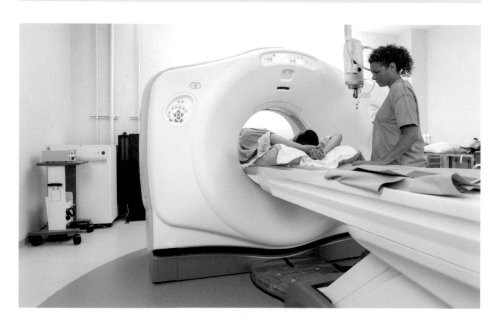

實際案例分享

案例 1 周女士，65 歲女性

無特殊疾病及家族史，主訴長期便祕，約 2 年前開始嚴重便祕，需每天服用緩瀉藥物幫助排便。曾 2 次前往他處診所就醫，醫師給予藥物治療，症狀依舊沒改善，腹部脹痛反而愈來愈明顯。前來門診之前一個月開始排便不順、糞便愈來愈細、愈少。時常腹部絞痛、脹氣。入院檢查後發現結腸腫瘤、腸阻塞。醫師建議手術治療：

1 利用腹腔鏡微創手術做暫時性腸造口，先求改善腹部不適症狀。

2 一個月後再進行手術切除腫瘤並關閉腸造口。與先生討論後，決定依照醫師建議手術。第一次手術後回診，醫師建議先口服化療藥物。1 個月後安排第二次手術，將腫瘤切除並關閉腸造口。

手術後恢復穩定，經確診為第三期癌症。醫師告知需要化療，預計做 12 次治療。在化療期間和病人聊起，她說整個過程很突然，當下只想著要盡快改善腹部脹痛的情形。因此當醫師建議開刀時，也沒多想就答應。回到病房發現肚子上有個造口，也開始學習適應。造口師也教導如何照護與換造口袋。第二次手術切除腫瘤並將造口關閉接回，自己也很配合。所幸遇到醫師，不然腹部疼痛的問題將會反覆、持續，也不會料到自己得到癌症。

案例 2 王女士，70 歲女性

大便出血已持續一段時間，到醫院檢查糞便潛血呈陽性反應。大腸鏡檢查發現腫瘤，建議手術切除。病人被檢查報告同時被告知需手術嚇到。與家人討論後決定手術治療。在治療過程因肺部細菌感染引發肺炎，引致發高燒不退。住院一個半月後經探視的親

友介紹轉院到臺安繼續治療。出院後持續追蹤約 1 年後，抽血檢驗 CEA 癌指數突然偏高，醫師建議做其他檢查。安排斷層掃描發現疑似肝臟轉移。醫師告知要入院檢查並建議進行進一步化療。

與家人討論後，決定接受治療。化療過程常有些副作用，如肚子悶悶、輕微腹瀉、口腔黏膜破皮、斷斷續續流鼻血。化療室護理人員與個管師會詢問關心目前身體狀況與衛教飲食方式。有幾次的化療中曾感覺視力模糊、冒汗、胸悶、身體不自覺地發抖、心跳很快有過度換氣的情形。這時醫護人員會給氧氣讓病患呼吸順暢。化療後期，手腳開始感到麻刺，走路比較不舒服、要小心走路，深怕跌倒。化療療程結束後，這些症狀有稍稍改善。

剛開始化療的副作用讓病患一直緊張不安。於是師建議先暫停，等狀況改善後再繼續化療。接續的化療並沒有不適的症狀出現，也順利完成療程。

案例 3　方女士，55 歲女性

十二指腸潰瘍，心臟方面疾病多年，有定期追蹤。幾個月前感覺臉色蒼白，至門診檢查血色素偏低，內科醫師建議入院檢查，發現大腸直腸癌，會診外科醫師。經過醫師解釋病情並說明可利用腹腔鏡微創手術，術後身上會有幾個小洞，術後恢復會比較快及早日下床。與家人討論後，決定進行手術治療。術後病患狀況穩定，進食狀況也逐漸恢復。出院後回診，醫師解釋是大腸直腸癌第二期，因屬高風險族群，建議安排 8 次預防性化療。

方女士每隔 2 週按時回診化療。化療前，化療室護理師與個案管理師詳細說明，及衛教關於治療後可能會發生的狀況，每次治療時同時關心並詢問返家後的情形。

治療過程中身體並無特別不適，初期沒什麼感覺。第 3 次化療結

束後偶爾出現疲倦、胃口稍差，到後期覺得手指有麻刺感。醫院人員告知是因為是化療才引起的狀況，才不致讓病人以為身體又出現了什麼狀況而胡思亂想。

化療結束再次追蹤檢查，醫師判斷狀況穩定，改成劑量較輕的口服藥物並定期追蹤。幾個月下來，化療期間的副作用慢慢減退。目前已改善許多。

案例 4　陳小姐，28 歲

有抽煙喝酒習慣，沒有特別疾病或其他慢性疾病，也沒有相關癌症家族史，平常沒明顯不適症狀。偶爾腹部悶痛，以為是胃部不適。直到突然有天肚子痛到不行，到其他醫院掛急診，醫師安排電腦斷層掃描與大腸鏡檢查（附帶組織切片）。病理切片結果是惡性腫瘤，醫師建議開刀治療。

聽到醫師解釋，當下感覺恐慌與無助，不知所措。覺得自己還年輕，怎麼可能腸子裡有腫瘤。經朋友轉介到本院就醫，醫師解釋病情並建議利用腹腔鏡微創手術切除腫瘤，恢復較快，且因是微創手術，女性在意的術後傷口也較小。

陳小姐心想儘快將腫瘤拿掉，當下決定立即安排手術。術後恢復良好。出院返診後醫師解釋是大腸癌第三期，需要進一步做 12 次化療。

當知道要化療時，陳小姐感到人生陷入低潮。剛開始家人還不了解大腸癌相關知識，還以為此疾病會傳染，更讓她覺得受傷。經醫師與護理人員解釋及衛教說明後了解狀況，獲得家人與朋友支持，讓她願意面對這個病痛，也順利完成 12 次化療。目前仍持續穩定追蹤中。

PART 2 狐朋狗友

腸躁、痔瘡、瘜肉、大腸癌

「師者，所以傳道、授業、解惑者也。」在醫療專業的領域裡，醫師在醫療中所扮演的角色也大致如此，傳遞醫療知識、做適當的醫療處置、解決醫療迷惑。

大腸癌所衍生的相關疾病裡，瘜肉與大腸癌可說是一丘之貉、焦孟不離，而痔瘡卻常被患者「誤把馮京當馬涼」，以為排便出血是因痔瘡造成的，沒把血便這件事放在心上，殊不知可能罹患大腸癌而不自知。

關於疾病，許多完全不相干的感染源，在臨床上卻有著極為相似的症狀，僅有極少的差異性。至於要如何區隔這些疾病的屬性，大部分的患者都不是專業醫師，無法做適當的演繹、歸納，若硬要自行處置，常常失之毫釐差之千里，若一時疏忽導致終身難以彌補的遺憾，豈不冤枉！事關重大醫療，可不能開玩笑，交給專業人員處理最是恰當。

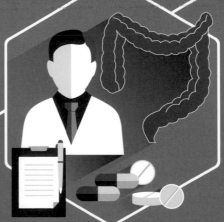

① 油門與煞車──自律神經

現代人不少人每天急、急、急，趕、趕、趕，日復一日忙「趕路」，趕著上班、趕著赴約、趕到渾身不對勁，趕到這裡也酸、那裡也痛。到底怎麼回事？急、趕，是「壓力」的來源，來自有形或無形的壓力、造成生理壓力。所有生物，「壓力」是因應外在威脅時的「反應」。就人類而言，在遭遇外在威脅時，大腦皮質即刻接收到訊息（**來自視覺、聽覺、嗅覺、味覺或觸覺**）、轉到下視丘、傳訊給**交感神經**，促使心跳加速、呼吸急促、血壓升高、飆汗、肌肉蓄積能量（**部分血液離開皮膚末端血管與消化系統而進入肌肉，消化系統暫停運作**）、瞳孔放大、視覺聽覺特別靈敏，並**維持警戒狀態**，準備隨時應付外在威脅，可以是**戰鬥或逃離**，直到危機解除。

在本質上，生物體的壓力反應其實是維護生命安全的本能機制。因此，壓力並非壞事，壓力讓人充滿戰鬥力，但時時刻刻處在壓力下，久而久之身體會因為失衡而以各種不舒服的形式表達抗議。

> **怎樣的失衡？一言以蔽之，交感神經長期亢奮或副交感神經長期被抑制所導致的失衡，反之亦然。**

自律神經系統

交感神經（sympathetic nervous system）、副交感神經（parasympathetic nervous system），統稱**自律神經系統**（autonomic nervous system）。原文 autonomic 字面直接翻譯是自治、自律，自主管理。所謂自主管理，說得貼心一點，不需要費心提醒，它們一天 24 小時自動自發、全自動地監控人體呼吸、心跳、血壓、體溫、腸胃道等等的活動，以及汗水、唾液、消化液等腺體的分泌。

說得刻薄一點，是連插手的餘地都沒有，因為他們不受個體的「意志」所「控制」，不接受個體對他們發號施令，例如：你無法命令心臟停止跳動，腸胃道出問題，你無法指揮他們回復正常。

如果真有事情讓自己覺得很無能，那麼，這就是了。自律神經最主要的功能就是**自主性地整合**來自外在環境的刺激或訊息（**有形或無形的壓力**）後，調節各臟器的活動，以維持體內的恆定性，讓生理機能可以正常運作。

因此，當交感與副交感神經兩系統合作無間、運作順暢、穩定平衡時，身體便會維持在一種健康和諧的狀態。但如果他們默契不佳，一者太強、一者太弱，彼此之間的協調出了問題，就會導致所謂的「自律神經失調」。

由下圖與第 62 頁表格對照可以發現，交感神經與副交感神經正執行**拮抗作用**（antagonism）。

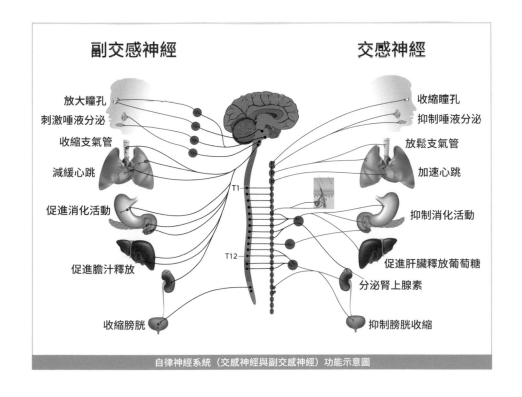

自律神經系統（交感神經與副交感神經）功能示意圖

Part 2 狐朋狗友──腸躁、痔瘡、瘜肉、大腸癌

交感神經與副交感神經的拮抗作用

自律神經對各器官、組織功能的調控		
器官、組織	交感神經	副交感神經
瞳孔	放大	縮小
唾液腺	抑制分泌	刺激分泌
胃	抑制蠕動	促進蠕動
胰臟消化液	抑制分泌	增加分泌
肝臟	停止膽汁的分泌	增加膽汁的分泌
小腸	消化吸收作用減少	消化吸收作用增加
大腸	蠕動降低	蠕動增加
心臟	心跳加速	心跳減緩
血壓	升高	下降
肺臟	支氣管肌肉放鬆以吸入更多氧氣	支氣管肌肉收縮
肺呼吸	促進	抑制
皮膚末梢血管	收縮	
汗腺	出汗	
新陳代謝速率	升高	下降
血糖	升高	降低

副交感神經欄右側說明：

若交感神經長期處於亢奮時（即，副交感神經功能低下）：消化系統可能會出現的症狀，例如，口乾舌燥、噁心、胃痙攣、胃潰瘍、胃食道逆流、便祕、腹瀉、消化不良。而「積症成疾」最有感的莫過於大腸激躁症，已是一種疾病。

說明

❶ 大致上每個器官均同時分布著交感與副交感神經，而汗腺、皮膚血管只有交感神經，沒有副交感神經。

❷ 對身體作用，交感神經像是負責催油門，看是要戰鬥或逃離（Fight or Flight）；副交感神經負責踩煞車，讓身體輕緩舒適。

❸ 讀者一定會問：「交感神經對消化系統是踩剎車啊！」是的！主因是消化食物是一消耗能量、耗費時間的過程，而無論是要戰鬥或逃離都需要大量的能量與氧氣，為了保有最大能量以應付緊急所需，所有保命需要的功能大都被提升，消化系統功能必須暫時被抑制（幾天未進食亦能存活）。

❹ 自律神經失調屬全身性，所有器官組織都可能出現不適症狀，但是單論某器官出現的異狀卻因個體而異，例如，在消化系統上，有人出現消化不良，有人卻出現胃痙攣或胃潰瘍等不同症狀。

❺ 交感與副交感神經作用並非一成不變，隨著周遭環境的改變而互有消長，有時候交感強一點、有時候弱一點，總之，兩者位於蹺蹺板的兩端。

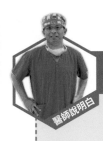

什麼是「拮抗作用」？

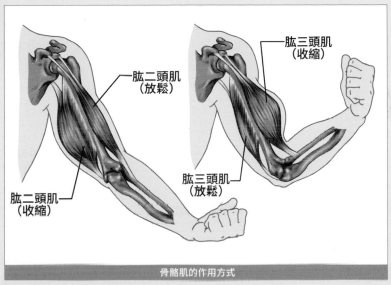

肱三頭肌
（收縮）

肱二頭肌
（放鬆）

肱三頭肌
（放鬆）

肱二頭肌
（收縮）

骨骼肌的作用方式

我們以手臂的骨骼肌，肱二頭肌和肱三頭肌說明：

彎曲手臂：肱二頭肌（**屈肌**）**收縮**，肱三頭肌**放鬆**。

手臂伸直：肱二頭肌**放鬆**，肱三頭肌（**伸肌**）**收縮**。

一個收縮，另一個需要放鬆，手臂才能「彎曲」或「伸直」，肱二頭肌與肱三頭肌具有相反作用，又稱為「**拮抗肌**」。

除了兩兩成對、作用相反的骨骼肌，藥物作用機制、人體生理都有許多的**拮抗作用**，例如升糖素與胰島素（**降血糖**），交感神經與副交感神經的作用。

自律神經失調的可能症狀

基本上，「自律神經失調症」對身心都會造成影響，但並非是疾病，只是一個統稱、一個概念，儘管如此，當其引起特定器官出現特定症狀時就有特定的疾病名稱，例如大腸激躁症，若忽視自律神經失調，長久以往，會「積症成疾」。每個個體對來自外在環境訊息接收的敏感度與反應度不盡相同，自律神經失調也會有「個體性差異」，意思是患有「自律神經失調」的個體，出現症狀也不會完全相同。下列表格所呈現的症狀是來自臨床的統計。

自律神經失調可能出現的症狀

對生理的影響	可能出現的症狀	引發的疾病
腦部	暈眩、頭痛、偏頭痛	梅尼爾氏症、偏頭痛
眼睛	疲勞、流淚、視線模糊	
耳朵	耳鳴	
肺臟	呼吸困難	恐慌症（過度換氣）
心臟	心悸、胸悶	心律不整
口腔	口乾、味覺異常	
喉嚨、食道	吞嚥困難、壓迫感	
消化器官 （胃部、小腸、大腸）	噁心、胃痙攣、胃潰瘍、消化不良、腹脹、便祕、腹瀉、	大腸激躁症
泌尿器官	頻尿、排尿困難	
生殖器官	陽萎、月經失調	性功能障礙
肌肉、關節	肩頸酸痛、肩頸僵硬、關節無力	
汗腺	易出汗	
全身性症狀	倦怠、漂浮感、發熱	
對心理的影響	焦慮、失眠、恐懼、、注意力不集中、記憶力降低、食慾（厭食或過度）、憂鬱、強迫症、創傷症候群等	

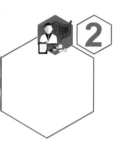

② 疾馳爆走——大腸激躁症

排便，對大部分的人而言該算是件「例行公事」，但是對部分人卻是件難以搞定的「賽」事。上一節我們提到自律神經對消化系統的影響，尤其是便祕與腹瀉，它們與大腸直腸癌有直接（**兩者部分症狀相同**）或間接的關係，因此將大腸激躁症一并提出討論。

大腸激躁症，亦可稱大腸躁鬱症、**腸躁症**、躁性大腸症候群等，稱之為症（**候群**）的原因是，在**沒有發現任何腸道結構性損傷**下所出現的**功能性障礙**，包含腹痛、排便型態改變等症狀。

想像一下我們吃下的食物，營養素經過小腸消化吸收之後的殘渣如何移向大腸？

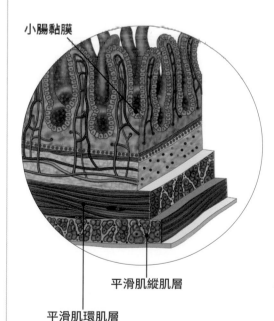

小腸黏膜

平滑肌縱肌層

平滑肌環肌層

殘渣並非「直接往下掉」，因為腸道彎曲堆疊。殘渣的移動主要依靠環繞小腸的**平滑肌**，環肌與縱肌「交替收縮與放鬆」達到往前推擠的目的，大腸將殘渣推向肛門也是由環肌與縱肌執行，推擠的方向並不會受個體是平躺或倒立而影響。造成大腸激躁症目前有不同的理論基礎，但探究其**最根本原因是，大腸平滑肌收縮異常，收縮太用力或力道不足、太快或太慢，造成腹痛、腹瀉或便祕**。

腸道平滑肌為何會收縮異常？除了食物本身（**刺激性飲食，例如、辣素、咖啡、酒精……**）、乳糖不耐症……，還有一個重要的原因是**自律神經（交感神經與副交感神經）蹺蹺板失去平衡**。自律神經與內臟平滑肌緊密相連，調節管控內臟的活動，自律神經一旦失衡會讓臟器活動也跟著出狀況。

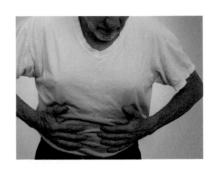

許多原因會造成自律神經失調，其中與現代文明最有關係的是壓力，壓力導致身體出現各種症狀，其中之一是大腸激躁症。雖然**它不是癌症、也非出血性或腸道發炎性疾病，更不會威脅生命**，但卻是令人頭痛不已的毛病，因為症狀很磨人。

大腸激躁症的症狀

大腸激躁症一定會出現排便習慣改變，可能伴隨整個消化系統的其他症狀：噁心、消化不良、腹痛、腹脹如氣球、連帶影響周遭膀胱有尿急現象等不一而足。**這些症狀通常是長期的，有時可能持續數年。**

至於最主要的排便習慣改變，大致可分為三型：

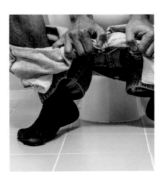

❶**便祕型**（IBS-C）

3～4 天、甚至一星期才排便一次；糞便較乾硬，解便很費力。

❷**腹瀉型**（IBS-D）

嚴重時可能一天花數小時在馬桶上；便意來得很急。糞便軟，量可能多或少。

❸**混合型**（IBS-M）

有時便祕，有時腹瀉，沒有規律性，有時短期內會同時發生腹瀉與便祕。

大腸激躁症的診斷

雖然有這麼多無礙生命的症狀，但當有這些現象發生時，也絕對不能輕易的將它歸諸於是大腸激躁症，**要診斷是否為大腸激躁症必須先排除其他疾病**，特別是大腸激躁症經常被誤診為便祕或腹瀉。

糞便帶有黏液是常態，出血絕非大腸激躁症的表現。排便習慣改變、帶有黏液、腹痛、腹脹等這些症狀，**大腸癌與大腸激躁症極為類似**，有時區分不易，須配合**糞便潛血反應篩檢**，大腸激躁症並不會出現血便或造成貧血；或者可進一步接受大腸鋇劑攝影或大腸鏡檢查，可以同時排除腫瘤、發炎、潰瘍、憩室等疾病後才能確診。

大腸激躁症的治療

由於腸胃道對於壓力的反應極為敏銳（**附註**），要解除大腸激躁症可能需要 6 個月甚至更長的時間，患者需要有極度的耐性。

適當的飲食搭配合適的藥物，大腸激躁症的症狀可以被消除掉大半以上，輕微症狀會隨著時間而康復，少數嚴重症狀可能會伴隨個體長長久久。

附註：依據美國《紐約時報》報導，美國哥倫比亞大學解剖與細胞生物學系主任麥克葛森提出，腸胃神經系統擁有大約 1000 億個神經細胞，與大腦神經細胞幾乎等量，這個位於腹中神經系統能夠像「大腦」一樣有著敏銳的感受，並稱之為「腹腦」。

飲食的建議

在大腸激躁症飲食建議方面，與其建議吃什麼，不如建議避開什麼食物會來得更有意義。

遵循高纖、均衡的飲食是通則，最好避開乳製品（**或豆類**）、植物及動物性脂肪、麻辣食物等，也建議避開咖啡、茶、可樂等含咖啡因的飲料與酒精飲品，包括啤酒、烈酒、與含酒精飲料，**它們都可能再次誘發或加劇大腸激躁症**。

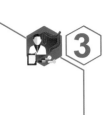

3 坐立難安──痔瘡，不能說的祕密

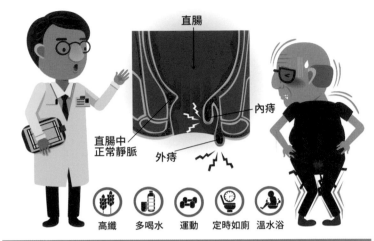

肛門縱切面，內痔、外痔示意圖

「嗯嗯」後，屁屁好痛啊！痛到直冒冷汗，站著也痛、坐著也痛、躺著也痛，難道只能一直忍嗎？為何無視於疼痛發作要忍住不看醫生？為何不敢像看其他疾病一樣，勇敢面對？千萬不能讓別人知道？一個「正常的疾病」為何忌諱說出口？

腿部靜脈曲張是「不好見人」的疾病，因不美觀，同樣屬於靜脈曲張（**以前的學說**），發生於肛門的痔瘡卻成了「見不得人」的隱疾，諱疾忌醫。痔瘡成了羞於啟齒、見不得人的隱疾該歸咎於誰？是因為痔瘡發生在私密部位、還是浮誇的成藥與治療廣告造成的刻板印象？會說痔瘡為「正常的疾病」是因為痔瘡是最古老的疾病之一，而這個古老的疾病目前正困擾著為數更多的現代人。根據統計，高達9成的患者在第一次發作後，可能是因為面子問題，或受限於工作、手術時間、恢復期等並不會即刻就醫，能拖就拖，往往要等到已經嚴重影響生活作息，才願就醫治療。

痔瘡的發生

早期學說認為，痔瘡就是肛門的靜脈曲張，此一說法近年來被所謂的肛門軟墊（anal cushions）學說所推翻。此學說認為，痔是人體正常的「肛門軟墊」，是正常的組織，其功能是作為內擴約肌的內襯。由下面三個構造所組成：

❶黏膜下血管 ❷結締組織 ❸細小的平滑肌纖維

主因在於肛門內、外括約肌在完全收縮的狀態下仍無法將肛門完全封閉，會有失禁的可能，而此軟墊組織在內括約肌形成內襯，幫助肛門達到完全控制而不失禁。若肛門內壓力增加或是受到不正常擠壓，使得「痔」，也就是肛門軟墊組織內血管充血及肌肉纖維斷裂，結果使組織脫出（往肛門外滑動）或出血，就形成了病變的「痔瘡」。

如何自知罹患痔瘡？

● 留意在大便時出血，當患有痔瘡時，可能會在大便後發現衛生紙或糞便上留有鮮紅的血液。

● 肛門口有腫脹物凸出，若肛門區域發炎腫脹的外痔瘡，患者會疼痛不堪。內痔不會引起疼痛，除非你在排便時用力或硬糞便導致痔瘡破裂。

● 分泌物增加，分泌物刺激肛門變得紅腫時，肛門周圍出現難以忍受的瘙癢感，或伴隨灼燒感，甚至出現皮膚濕疹。

痔瘡內、外有別

● 外痔，位於肛門齒狀線以下之痔瘡，有痛覺神經分布。栓塞腫脹時會痛，平常亦有搔癢，糞便不易擦淨之困擾。

● 內痔，位於肛門齒狀線以上之痔瘡，因無痛覺神經分布通常不會痛，主要症狀為出血、脫出

● 混合痔，內外至皆有稱之混合痔。

● 栓塞性痔瘡，因血管阻塞或出血造成痔瘡腫脹疼痛。

痔瘡有等級之分

第一度　只會出血，排便時痔核不會脫出。
第二度　排便時痔核會脫出，但便後會自動收回。
第三度　排便時痔核脫出，便後需用手才能將其推回。
第四度　便後無法用手推回，或是推回後當站立或走路時又會脫出。

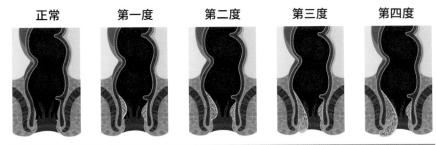

| 正常 | 第一度 | 第二度 | 第三度 | 第四度 |

肛門直腸縱切面：痔瘡嚴重程度示意圖

痔瘡的臨床症狀與發生原因

包括出血、痔瘡脫垂、肛門騷癢、肛門疼痛（**外痔部份腫脹，或有血栓造成疼痛**）。

❶出血

痔瘡的主要症狀之一。排便時，乾硬糞便容易擦破已經擴張、變薄的內痔血管，血液通常會出現在糞便表面、衛生紙上、滴在馬桶上。大多數的痔瘡出血能自行止血，若不治療，容易因長期出血而造成貧血。需要特別注意的是，排便出血是痔瘡最常見的症狀，但還是有其他腸道疾病有類似的症狀，例如肛裂、肛門廔管、大腸直腸癌都可能造成大便帶血，因此即使只是造成生活困擾的疾病也建議看醫師，目的在於透過醫師的診療排除其他疾病。

❷痔瘡脫垂

痔瘡的主要症狀之二。痔瘡過大，黏膜下層與肛層的疏鬆結締組織脫離，周圍結締組織無力支撐固定，造成痔瘡脫出於肛門口。

❸肛門搔癢

可能因肛門組織功能受損，腸內黏液滲出，造成肛門周圍濕黏、或者痔瘡脫出導致了肛門清潔不易，細菌滋生刺激肛門周遭皮膚而引起。

❹肛門疼痛

內痔通常只在發炎、腫脹（**血液淤積**）有血栓形成時才產生灼熱、疼痛感，一般無痛感。外痔一般也不會有問題，但若發生血栓可能會非常疼痛，疼痛通常 2～3 天才會消退，腫脹需較久才能消退。有時腫脹不消退，進而感染、化膿、潰爛，痔瘡可發生壞死。

痔瘡的治療

治療痔瘡最好的方式就是預防痔瘡的發生，因為痔瘡一但形成，就不可能消失，除非經過治療。因此在日常生活上多高纖蔬果飲食、多喝水、多運動、少緊張就是預防便祕、隔絕痔瘡最好的方法。但如果痔瘡已經形成，以下就是針對不同等級痔瘡（1～4 度）的建議治療方式。

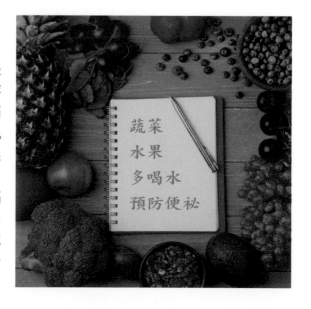

非手術療法

適合 1～2 度輕度痔瘡患者

❶ 高纖維飲食

蔬菜、水果等並且多喝水，預防便祕以預防痔瘡惡化。

❷ 使用軟便劑、輕瀉劑等藥物以避免便祕。

❸ 橡皮筋結紮法

是門診常見的處置方式，為治療內痔常用的方法。許多患痔瘡民眾

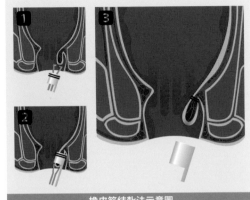

橡皮筋結紮法示意圖

可能在藥物治療無效後因為仍畏懼手術而不敢就醫治療，橡皮筋結紮法就是手術之外的另一選擇，是一快速、有效的門診處置。其原理是利用肛門鏡下用結紮器，將口徑極小的強力橡皮筋套入內痔底部，藉由阻斷內痔血流使內痔組織缺血壞死，內痔在套入橡皮筋後會在 3～7 天與自然橡皮筋一起脫落而達到治療的效果。每一次結紮以一個內痔為原則，對於有出血或脫出症狀的第一至二級內痔病患，以橡皮筋結紮法治療的效果非常好。

❹ 紅外線治療法

目前已少見。紅外線治療是 用紅外線將痔瘡組織蛋白質凝結或蒸發掉組織內之水份，使痔瘡組織萎縮，做法簡單、安全。

❺ 硬化劑治療

利用化學藥劑注射到內痔的黏膜下，使痔瘡組織萎縮，但容易有併發症，目前已少見。治療痔瘡還可以用「冷凍治療」與「雷射治療」，但成效不佳，所以較少醫師建議使用。

手術療法

對於較嚴重的第三或第四度以上痔瘡或已接受非手術療法，而症狀仍然未改善及嚴重出血者，會建議以手術方式治療。

❶ 傳統電燒刀內外痔切除術

這是一般傳統的手術方式，利用電燒刀將內外痔瘡全部切除，對組織熱傷害較大，術後較疼痛，恢復期需 1～2 週。

❷ 組織凝結刀或超音波刀手術

可切除內外痔瘡，手術方式是利用超音波高頻率震盪，讓組織內蛋白質凝結、水分蒸發，進而使得血液凝固、止血。溫度約攝氏 55 度左右，對痔瘡周遭組織造成的熱傷害、術後疼程度都比傳統電燒刀手術方式減輕許多，術後恢復較傳統手術快。恢復期 5-7 天左右。

❸ 痔瘡環狀切除術（PPH）

是近 10 年來較新的痔瘡手術，主要是利用痔瘡環切吻合器進行切除兩公分左右的內痔黏膜組織，然後將痔瘡組織以自動縫合器將內痔往上固定在肛門內，因沒有切除外痔，一般術後疼痛程度較傳統手術低、出血量少、排便較無障礙，術後病患大約休息 1～3 天即可恢復正常作息。但若外痔太大比較不合適。器械屬於拋棄式，所以需要部份自費。

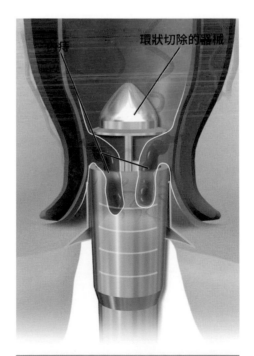

內痔　環狀切除的器械

環狀切除手術器械介紹

痔瘡環狀手術切除術前術後恢復狀況

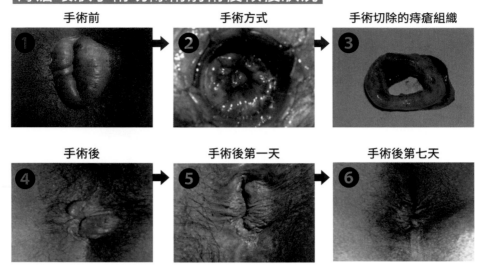

手術前	手術方式	手術切除的痔瘡組織
❶	❷	❸

手術後	手術後第一天	手術後第七天
❹	❺	❻

痔瘡手術比較表

手術方式	疼痛指數（0-10 分）	術後恢復	傷口癒合	費用	住院天數
傳統電燒刀	7 分以上	7～14 天	14～21 天	健保給付	3～5 天
組織凝結刀／超音波刀	5～7 分	5～7 天	14～21 天	耗材自費	2～3 天
環狀切除器械（PPH）	1～3 分	1-3 天	7～14 天	耗材自費	1～2 天

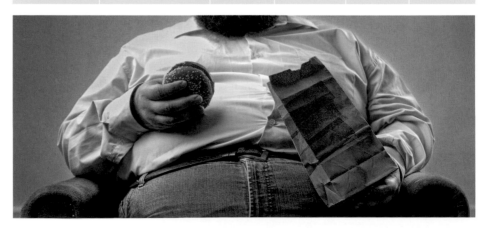

可能的有痔之士

❶ 長期便祕、腹瀉，用力排便。

❷ 久站、久坐、運動過度。

❸ 懷孕、肥胖、高齡（**腸胃蠕動慢導致便祕**）。

❹ 水份不足、嗜食肉不嗜吃高纖蔬菜、嗜食麻辣。

❺ 經常性的緊張壓力。

❻ 痔瘡血管叢缺乏瓣膜，腹壓增加均易造成痔瘡。

這些都是直接或間接導致肛門黏膜受刺激
的因素，形成痔瘡。列舉的生活模式應該
已經涵蓋為數不少的族群，如果有這方面
的困擾請盡速就醫，讓醫師為你減輕生活
上的不便並排除其他病病的可能性。

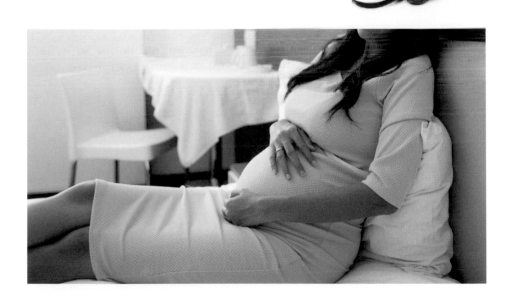

關於痔瘡──該釐清的觀念

在坊間有許多對於痔瘡的觀念和說法，有些是以訛傳訛，有些則是毫無
科學依據，因此藉此機會一次說清楚講明白。

❶痔瘡會傳染？

是否曾聽說過有痔瘡患者坐過的位置別去坐，恐會傳染給下一人？這完全是謬誤的觀念，痔瘡純粹是個人肛門的血管疾病，非關細菌或病毒，並不會傳染。

❷痔瘡會遺傳？有家族性？

痔瘡的發生純粹是後天生活習慣所引起，無關乎遺傳，但是同一家族內可能有相似的生活習性或飲食習慣，多人罹患痔瘡的可能性極高。

❸痔瘡手術會造成大便失禁？

大便失禁是肛門內外括約肌功能喪失，而痔瘡手術是切除括約肌上方膨大曲張無法復原的血管組織，痔瘡手術並不會傷及肛門內外的括約肌，因此不影響大便，不會有大便失禁的問題。

❹痔瘡無法根治？

現代醫學理論與治療方式已日趨成熟，治癒率可達 90% 以上，而且只要遵循規律生活，多食用蔬果、多喝水、多運動，以減少便祕發生，復發率極低。

❺痔瘡嚴重時只是出血，不治療也沒關係？

痔瘡本身若只是腫脹不適，如果患者羞於啟齒，不治療或許不會有大礙，但若長期大量出血，恐造成貧血。

建議病患接受痔瘡治療的另一個原因是，直腸癌也可能導致血便，若是又罹患直腸癌，患者可能會以為只是痔瘡出血而延誤治療，所以先把痔瘡因素予以剔除後，若有再次發生血便，直腸癌就能被及早發現，及早治療。除此之外，痔瘡會造成生理與心理雙重壓力，若能給予適當的治療，身心都能獲得舒緩，也能盡速回復正常生活。

④ 疑雲重重——瘜肉追緝令

現代醫學是現代應用科學的一部份，利用基礎科學的理論與發現，例如生化、生理、解剖、病理學、統計學……等等治療疾病與促進健康，醫療關注的不僅只是疾病，更是健康與生命。

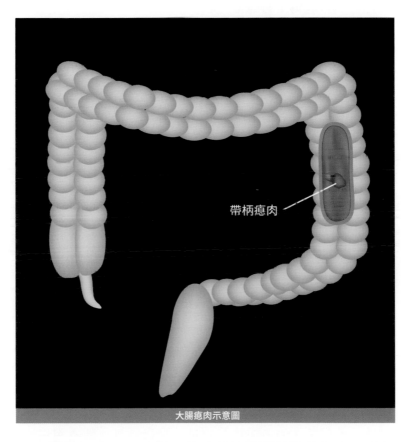

帶柄瘜肉

大腸瘜肉示意圖

然而醫學並非亙古不變，隨著科技的進展與新發現，能夠證明以往科學所無法確認的根本原因。我們常說，凡事抱持懷疑態度是科學求證的基礎，科學家如此，對與民眾息息相關的疾病，例如大腸瘜肉，更應抱持著「在不疑處有疑」的態度，有了懷疑，才能不斷地思考，尋找資料佐證，進而做出正確的決定。

愈來愈多的科學證據顯示，**大部分的大腸直腸癌是大腸瘜肉經過漫長時間的演變而來**，發現了瘜肉，雖不必有「必欲除之而後快」的心態，但若能時時提高警覺，以「有罪推定論」對待還堪稱良善的瘜肉，那麼，想遠離大腸癌的威脅並非難事。

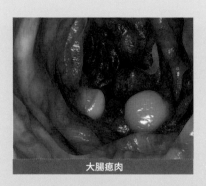

大腸瘜肉

「瘜肉」，望文生義，就是「多出來的肉」，是黏膜組織細胞過度增生所形成凸出於黏膜表面的隆起物，有些瘜肉的外形有柄，有些是無柄直接凸出於黏膜表面。人體許多器官都有內腔或有管道連接，內腔、管道表面布滿黏膜組織，只要有黏膜組織，就有可能長瘜肉，例如呼吸道（**鼻腔**）、消化系統、女性生殖系統等，依部位不同瘜肉名稱也不同，如鼻瘜肉、胃瘜肉、膽囊瘜肉、十二指腸瘜肉、大腸瘜肉、子宮頸瘜肉、子宮內膜瘜肉、聲帶瘜肉等等。

大腸瘜肉為何如此受到關注，還必須對它緊追不捨？

主因是科學研究、統計發現，與身體其他癌症最大的不同點在於，大腸直腸癌大約 95% 以上的都是由腺瘤性瘜肉癌化演變而來的。初期，通常無特殊症狀，主要發生於降結腸、乙狀結腸或直腸。瘜肉逐漸變大（＞1cm），或出現癌變時排便可能伴隨出血、黏液分泌、排便習慣改變（**次數異常**）等現象，而這些症狀都是大腸直腸癌的徵兆。

更有研究顯示大腸直腸癌形成的模式：
- 從正常大腸黏膜組織變成腺瘤性瘜肉平均所需時間約 5 ～ 10 年。
- 再從腺瘤性瘜肉發展、惡化成為大腸癌所需時間約 5 ～ 10 年。

因此對大腸瘜肉絕不可掉以輕心。那麼，是不是發現大腸瘜肉就應該立即切除？目前醫學界仍持不同意見。

● 視情況而定，若經檢查發現是屬於很小（＜ 0.5cm）的**增生性瘜肉**，不必多此一舉切除，只需觀察即可；若是大於 1cm 的**腺瘤性瘜肉**，為避免惡化成癌症，醫師儘可能於檢出當下即予以切除。

● 有醫師認為，為避免夜長夢多，不論大小、是好是壞，以內視鏡檢查當下全部予以切除，既方便又不必住院，所持的理由是，從外觀並不容易分辨瘜肉的種類，要能確定瘜肉是好是壞需經病理切片詳盡檢查。

目前臨床上將大腸瘜肉分為兩大類：

❶ 「家族性大腸瘜肉」 （請參閱第 89 頁）

❷ 「非家族性大腸瘜肉」

依病理組織分類的「非家族性大腸瘜肉」

病理組織切片分類	特性
增生性瘜肉 （hyperplastic polyp）	大腸中最常見的瘜肉，目前並沒有證據顯示會癌化。較大的瘜肉會因糞便的摩擦造成出血現象。
發炎性瘜肉 （inflammatory polyp）	主因是大腸發炎引起，本身亦不會癌變。
腺瘤性瘜肉 （Adenomatous polyp）	是比較有可能演變成癌症的瘜肉，依組織型態再分類為： ❶ 管狀腺瘤（tubular adenoma），5% 癌變率 ❷ 絨毛狀腺瘤（villous adenoma），40%癌變率 ❸ 管絨毛狀腺瘤（tubulovillous adenoma），是前兩者的混合型—— Ⓐ 20%癌變率。 Ⓑ 絨毛狀腺瘤所佔的比例越高，癌變機會越大。 Ⓒ 癌變的機率視瘜肉大小、組織分類、細胞異常程度而定。

為何大腸會增生瘜肉？

先撇開遺傳因素，非家族性大腸瘜肉的發生可能與生活飲食西化（**精緻
食物**）、嗜吃肉類、高脂肪、食品添加物、少蔬果、少運動等有關；也
有可能是菸（**尼古丁**）、酒等等的刺激。

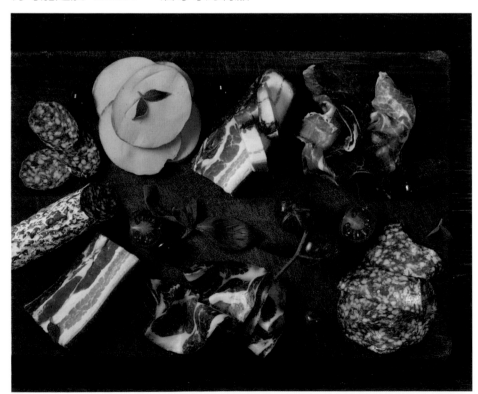

該如何追緝大腸瘜肉？

❶年齡多一點

從正常細胞→腺瘤性瘜肉形成→癌症，其間都**需要極長的時間**，所以若有大腸癌家族史或者年齡在 50 歲以上的族群，建議定期做大腸鏡檢查，早期發現瘜肉並將其切除，就能降低大腸直腸癌的發生。

❷多看我一眼

大腸瘜肉是導致大腸癌重要因素之一，而近年來的統計發現，大腸癌發生的年齡層有下降的趨勢，因此建議比較年輕的族群排便後**多觀察大便型態是否有變化**，例如，大便型態改變或便血（**大腸瘜肉或腫瘤受糞便摩擦破裂而出血**），勿認為是痔瘡或其他的良性腸胃道疾病而輕忽，應儘快就診，以免錯過黃金治療時間。

❸定期追蹤

根據統計，已切除大腸瘜肉後的檢查中，不同部位的再發生率高達 30%，因此定期追蹤成了追緝瘜肉的不二法門。另外，大腸瘜肉在切除後需進一步進行病理檢查確認屬性，醫師會依據瘜肉大小與病理檢驗結果，決定患者追蹤的時間。

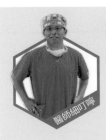

至於多久檢查一次？最主要是視先前瘜肉的病理切片而定，若增生性瘜肉或發炎性瘜肉，尤其是前者，並無證據有癌化危險，大都建議 3 ～ 5 年做一次檢查即可，腺瘤性瘜肉，醫師會提醒患者在 1 年後再檢查一次。

5 心神不寧——大腸直腸癌

大腸直腸癌初期症狀並不明顯，隨著癌細胞侵犯更深入或者腫瘤變大，逐漸有大便帶血、排便習慣改變（**腹瀉或便祕**）、排便排不乾淨、大便變細或形狀改變、貧血、不明原因體重減輕及腹部腫塊等症狀，而一旦發現這些症狀，往往已是第二、三期以上。

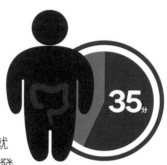

在台灣地區，大腸癌的發生率逐年上升且有年輕化的趨勢，已經連續 8 年發生人數是佔各類癌症的第一名，據 2013 年統計，新增人數已達 1.5 萬人，平均不到 35 分鐘就有一人得到大腸癌。大腸癌的發生與年齡、基因突變、家族遺傳、環境、與飲食習性等都有關係。因此高危險族群，若能定期篩檢，早期發現、早期治療，五年存活率可高達 90% 以上。

大腸癌高危險族群

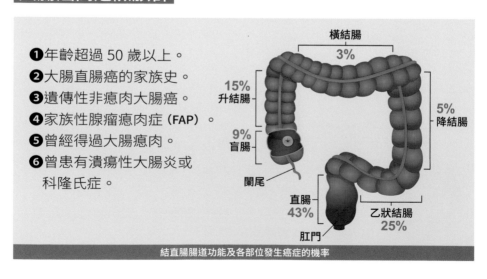

❶年齡超過 50 歲以上。
❷大腸直腸癌的家族史。
❸遺傳性非瘜肉大腸癌。
❹家族性腺瘤瘜肉症（**FAP**）。
❺曾經得過大腸瘜肉。
❻曾患有潰瘍性大腸炎或科隆氏症。

橫結腸 3%
15% 升結腸
9% 盲腸
闌尾
5% 降結腸
直腸 43%
乙狀結腸 25%
肛門

結直腸腸道功能及各部位發生癌症的機率

大腸直腸癌常見的疾病特徵

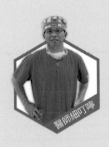

排便習慣改變、排便出血、排便有黏液、腹部疼痛、腹部腫塊、體重減輕、貧血。

如果發現以上大腸直腸癌常見的病徵，請立即詢問醫師。

部位不同 症狀有別

❶發生於右側結腸

貧血、右腹鈍痛是最常見的症狀。由於糞便剛剛通過盲腸來到升結腸，糞便依然很稀，糞便不容易受到阻塞，通常是腫瘤已經長到一定程度，造成大腸阻塞，出現腹脹的症狀後才來就醫。有時會慢性出血，出血量也不會多且大都與糞便混合在一起，糞便顏色較為深黑色（暗紅色）等。

❷發生於左側結腸

會以排便習慣改變為主，例如：發生慢性腹瀉、便祕、排便時發現大便直徑變細等現象。此外，腸胃道不適也是常見症狀，例如：嘔吐或腹脹。由於它常會讓人跟其他胃腸道疾病混淆，以為是吃壞肚子，所以也不易早期發現。

❸發生於乙狀結腸與直腸

發生於乙狀結腸及直腸的腫瘤，常會有大便次數增加，一直會覺得有便意，但去上廁所時卻又解不大出來、或是有排便排不乾淨的感覺，並且伴有疼痛、糞便帶血、黏液等症狀，經常被誤以為是痔瘡出血而錯失治療時機。

6 明察秋毫——是大腸激躁症、痔瘡、瘜肉或大腸癌？

大腸直腸癌表現出的症狀並非獨有的，而是與一般胃腸道疾病症狀極為相似，常常容易被忽略或造成誤診，因此建議若有不適症狀需儘早就醫檢查，以免錯失最佳治療機會。

大腸相關疾病臨床症狀比較表

病症		可能出現的症狀						（可能）原因
		便有黏液	便血	排便異常腹瀉便祕	腹脹腹痛	貧血	體重減輕	
大腸激躁症		●		●	●			❶自律神經失調引起 ❷不當飲食、生活習慣會加重病情
痔瘡			●			●		❶便祕、腹瀉、久站、久坐、懷孕、高齡、肥胖等引起 ❷水分不足、低纖維、高脂肪、紅肉類、嗜食麻辣、少運動等 ❸壓力
瘜肉		●	●	●				❶遺傳 ❷低纖維、高脂肪、肉類、食品添加物、少運動等
大腸癌（腫瘤）		●	●	●	●	●	●	❶遺傳 ❷細胞病變 ❸瘜肉癌化，約佔大腸癌總數的 90% ❹低纖維、高脂肪、肉類、食品添加物、少運動等
其他病症	肛裂		●			●		❶典型症狀為便祕、劇烈疼痛、出血 ❷硬糞便直接摩擦、撕裂肛門 ❸低纖維、高脂肪、肉類
	憩室症		●		●			❶大腸壁較薄弱處有囊狀物凸出 ❷年齡約在 60 歲以上
	腸炎		●	●	●			❶可能為細菌、病毒、黴菌、寄生蟲所引起 ❷臨床症狀還有噁心、嘔吐、腹痛、腹瀉等

❶ 由表格可以清楚看出，大腸癌與許多腸道疾病的症狀極為類似（大腸激躁症，腸炎等）。

❷ 排便是例行公事，應該是最有感、也最容易觀察到腸胃道是否正常，因此「排便不正常」雖然不是疾病，卻是腸道出現異常的重要警訊。

❸ 許多腸道疾病都會引起便血，尤其是與廣大族群皆有可能罹患的痔瘡相同，病人無法分辨，也容易發生誤診，更應特別小心，「勿把血便當隨便」。

❹ 飲食習性與許多腸道疾病息息相關。

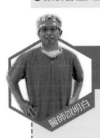

醫師說明白

血便型態

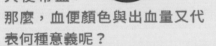

Healthy

許多腸道疾病都會引起大便帶血，那麼，血便顏色與出血量又代表何種意義呢？

❶ 當糞便的顏色呈現黑色，可能是典型上消化道出血的「瀝青便」，糞便表面有黏稠感且油油亮亮的，有可能是胃潰瘍、十二指腸潰瘍、胃癌、腫瘤等出血造成。喜歡吃豬血、嗜食大量紅肉的人也會發現有黑便。

為什麼是黑色而不是紅色？

這是因為血紅素中的二價鐵（Fe^{2+}）於腸胃道中移動時逐漸被氧化成三價鐵（Fe^{3+}）而造成顏色改變。

❷ 肛門附近的痔瘡受到糞便擠壓出血的顏色會是鮮紅色；若是大腸癌，除非腫瘤位置靠近肛門才會有鮮紅色的血便，腫瘤越往大腸裡部出現的血便顏色則越深。

❸ 痔瘡是血管叢擴張變形而成，當肛門用力導致痔瘡出血時，出血量往往較大，有明顯的血跡；若是大腸癌引起的血便，主因是腫瘤表面微血管破裂出血，且因為混有黏液因此比較黏稠。

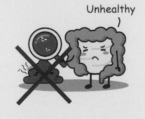

Unhealthy

PART 3 共犯結構

遺傳與飲食

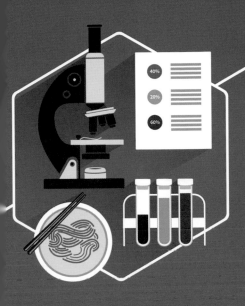

癌症是細胞基因變異所產生的疾病。

身體由無數細胞組成，細胞會分裂、更新，讓身體成長發育、讓新細胞取代舊細胞執行特定功能、或修補因受傷而損壞的細胞組織，而這些機制都由基因嚴密地監控著。

雖然如此，人體依舊會存在著有基因突變而不健康的細胞，然而並不是只要損壞了一個基因癌症就會發生，須累積足夠數量的損壞基因，癌症才會發生，而基因損壞的累積所需時間往往需要數十年。

醫學已經證明癌症的發生是由於基因損壞所造成，病毒、化學物質、紫外線、輻射線、毒素等刺激，都有可能使基因發生無法預料的改變。這些損壞的基因有機會在一生中的任何時間發生、累積，但有小部分族群會從親代遺傳到已經損壞的基因，這表示遺傳到損壞基因的個體在「致癌」這條路上已經先行一步，但最終會得癌症嗎？不一定。

因此減少基因損壞的累積才是遠離癌症的不二法門。

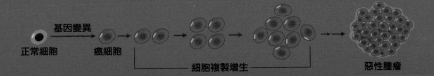

基因變異　正常細胞　癌細胞　細胞複製增生　惡性腫瘤

1 基因決定「癌」找上你 ——多基因遺傳

曾有親人得過大腸癌，大腸癌會遺傳嗎？

確實，有些癌症與遺傳有關，甚至已經找到特定的基因，例如帶有 BRCA1 及 BRCA2 基因缺陷者，將來得到乳癌與卵巢癌的機率比一般人高。

除了乳癌，大腸癌的發生，依研究統計發現，僅一小部分病患有遺傳傾向，比較常見的 3 大類是「**家族性**多發腺瘤性瘜肉症」、「**遺傳性（非瘜肉性）大腸直腸癌**」、「**MUTYH 相關性瘜肉**」，但這 3 類佔大腸癌總數約 10～15% 以下，其餘 80～90% 偶發性大腸癌則來自個人生活習性與生活環境所造成的基因病變。

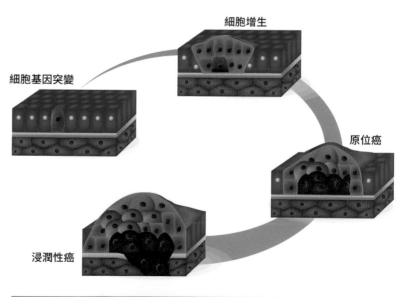

細胞增生

細胞基因突變

原位癌

浸潤性癌

致癌過程示意圖

大腸癌的遺傳與非遺傳分析

特定名稱	遺傳性大腸直腸癌症侯群 (3 大類，不包含其他極少數的遺傳性大腸癌)			非遺傳
	家族性多發腺瘤性瘜肉症 (FAP, familial adenomatous polyposis)	遺傳性非瘜肉性大腸直腸癌 （HNPCC, hereditary non-polyposis colorectal cancer）	MUTYH 相關性肉 （MAP, MUTYH-associated polyposis）	非遺傳性大腸癌 （偶發性大腸癌, sporadic colon cancer）
佔所有大腸癌比例	1%	約 6 %	約 1～2%	約 80～90%
根源	體染色體顯性遺傳	體染色體顯性遺傳	體染色體隱性遺傳	（偶發性）多基因病變
基因變異	遺傳到第五對染色體上的 APC (adenomatous polyposis coli) 基因缺陷	修補基因 MMR (mismatch repair genes）損壞，無法修補其他基因發生的錯誤而導致癌症	MUTYH (MutY human homologue) 基因突變	外在因素導致多個基因突變、失去功能而致癌
臨床表現	多發腺瘤性瘜肉	腺瘤性瘜肉	多發結腸腺瘤瘜肉	腺瘤性瘜肉
好發時間	年輕（20 歲前）時在大腸內已長出百顆、千顆腺性瘜肉，隨著年齡增加，瘜肉數量與大小亦增加。	好發於 40 歲左右，在右側大腸出現數個或多顆腺瘤，常合併其他部位癌症（例如，子宮內膜癌、卵巢癌、胃癌、小腸癌等）。	約 50-60 歲，大腸出現數十或上百顆息肉，其十二指腸癌、卵巢癌、膀胱癌、甲狀腺癌與皮膚癌的風險也增加。	❶老化，好發年齡在 60 歲以上。 ❷生活中的致癌物質導致基因突變的累積。
結果	40 歲前瘜肉終將發展成大腸癌。	遺傳到此致癌基因，估計罹患大腸癌的機率為 80%，遠高於一般人。	估計有 70～75% 機率罹患大腸癌，遠高於一般人。	視狀況而定
遺傳性	子女有 1/2 機會遺傳到此基因，男女機會均等。	部分基因病變會遺傳給下一代。	會遺傳給下一代	不會遺傳給下一代
預防	青春期後要作定期篩檢。	有家族病史應定期追蹤檢查。	有家族病史應定期追蹤檢查。	❶50 歲後建議做大腸鏡檢查 ❷有瘜肉病史者 1～3 年追蹤 ❸無異常者 3-5 年追蹤
基因檢測	DNA 基因檢測	MMR 基因檢測	MUTYH 基因檢測	

說明
❶由研究資料歸類，大腸黏膜細胞基因異常主要原因有三： 　Ⓐ遺傳Ⓑ環境或生活中的致癌物Ⓒ老化 ❷目前得知大腸癌的發生過程是需具備多重特定基因病變並經不同路徑達成。偶發性、HNPCC 與 　FAP 等各自基因變化不同，癌變也快慢不一。 ❸路徑不同、快慢有別，卻殊途同歸，絕大多數的大腸癌是由良性瘜肉演變而來：正常黏膜細胞 　→腺瘤性瘜肉→癌症生成。

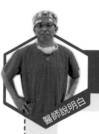

醫師說明白

體染色體顯性遺傳、隱性遺傳

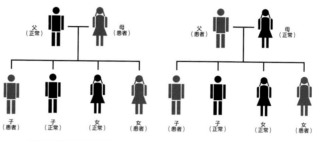

父（正常）　母（患者）　　父（患者）　母（正常）

子（患者）　子（正常）　女（正常）　女（患者）　　子（患者）　子（正常）　女（正常）　女（患者）

體染色體顯性遺傳模式
Autosomal Dominant

體染色體顯性遺傳模式
Autosomal Dominant

子女有 1/2 機會遺傳到此基因，男女機會均等。只要其中一個對偶基因有缺陷，就會發病。

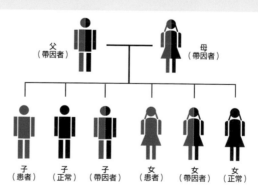

父（帶因者）　　　　　　　母（帶因者）

子（患者）　子（正常）　子（帶因者）　女（患者）　女（帶因者）　女（正常）

體染色體隱性遺傳模式
Autosomal Recessive

❷隱性遺傳：需要兩個對偶基因都有缺陷，才會發病。

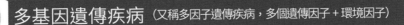

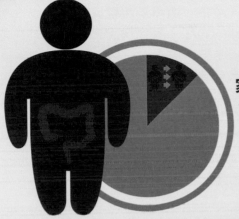

家族遺傳大腸癌
佔大腸癌發病總人數
10~15%

不論是顯性遺傳、隱性遺傳，單基因遺傳的性狀（**基因的表現或疾病**）是由一對基因所控制，但是多基因遺傳的性狀或疾病（**例如高血壓、糖尿病、大腸癌等**），是由兩對以上的基因所控制，即，多個染色體上的不同基因有了缺陷，所共同作用產生的疾病。

大腸癌發病與否雖然沒有固定的遺傳型式，但是可以確認的是，此類疾病容易有家族聚集傾向，此傾向可能是有共同的基因缺陷，或者大致相同的飲食習慣。根據臨床統計，親屬中有大腸癌患者的個體，患病的機率比一般人大 3 ～ 4 倍，如果家族中有兩名或以上的近親（**父母或兄弟姐妹**）罹患大腸癌，則屬於大腸癌的高危險群。

家族遺傳導致的大腸癌只佔大腸癌發病總人數 10% ～ 15%，大部分的大腸癌病患都是由於非遺傳相關的體細胞基因變異而發生的所謂「偶發性」大腸癌。因此擔心遺傳性大腸癌的同時，更應該注意偶發性大腸癌，因為偶發性大腸癌發生的比例更高。

2 溯本清源——細胞癌化解碼

結腸直腸癌從正常的黏膜上皮細胞→上皮細胞增生→腺瘤性瘜肉→癌化，是經由**一連串基因變異累積**而成。正常細胞的癌變是個複雜的過程，受多種因素影響、經歷多階段演變，研究發現，從正常的上皮細胞發展成癌細胞至少需累積許多次的基因突變。雖然這些突變在基因的位置不一定相同，也不一定須要有特別的順序，但是在所有突變加總後，瘜肉卻因此能轉化成癌症，甚至轉移。

基因突變如何造成大腸癌

目前已知有 4 大類關鍵基因的變異與大腸癌的形成有直接的關聯，第一類是**致癌基因**（Oncogenes），第二類是**抑癌基因**（Tumor suppressorgenes），第三類是 DNA 配對錯誤修復基因（DNA Repair Genes）與第四類**修復基因 MUTYH**（MutY human homologue）的變異。

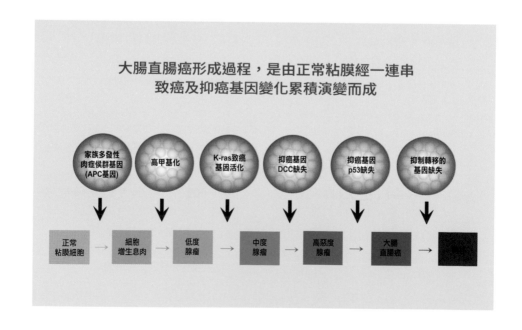

大腸直腸癌形成過程，是由正常粘膜經一連串致癌及抑癌基因變化累積演變而成

家族多發性肉症侯群基因(APC基因) → 高甲基化 → K-ras致癌基因活化 → 抑癌基因DCC缺失 → 抑癌基因p53缺失 → 抑制轉移的基因缺失

正常粘膜細胞 → 細胞增生息肉 → 低度腺瘤 → 中度腺瘤 → 高惡度腺瘤 → 大腸直腸癌 →

致癌基因 (oncogenes) 的變異

癌基因（**Oncogenes，亦稱為致癌基因**），其實它們**原先就是體內細胞遺傳物質（基因）**，稱為原癌基因（**proto-oncogenes**），是致癌基因的前身。原癌基因是參與細胞生長、細胞分裂與細胞分化的正常基因，但當原癌基因在放射性物質、化學物質和病毒的作用下發生突變，「原癌基因」就變成「致癌基因」。目前科學家已經發現有超過 100 種的原癌基因。

K-ras 基因（kirsten-ras gene）

K-ras 基因的突變與肺癌、胰臟癌與**大腸癌**的發生有著密切的關係。KRAS 會製造一種蛋白質，同時在「細胞生長分化」與「停止生長分化」兩功能中扮演開關角色。當 K-ras 基因突變導致傳遞「停止生長分化」的功能消失，只留下「細胞生長分化」的功能，致使細胞生長、增殖、與抗凋亡的訊息不斷的傳遞，影響腫瘤的生長和擴散。

腫瘤抑制基因 (tumor suppressor genes) 的變異

腫瘤抑制基因的功能是**抑制細胞過度生長、增殖**，在多個環節上保護正常細胞，從而抑制腫瘤形成免於癌變。內、外在因素都有可能使此基因發生突變，一旦腫瘤抑制基因發生缺失或有變異時，導致**不產生基因產物**或**產生無效的基因產物**，再加上其他 DNA 的修復機制沒有及時發揮作用去修復已經變異的腫瘤抑制基因時，細胞分裂等過程的**正常抑制就被解除（導致過度生長、增殖）**，便引起腫瘤的發生。

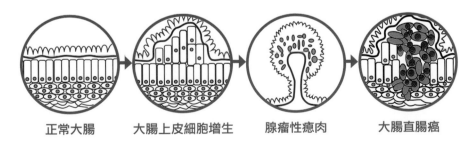

| 正常大腸 | 大腸上皮細胞增生 | 腺瘤性瘜肉 | 大腸直腸癌 |

癌化的演變

❶ 腫瘤抑制基因 APC（adenomatous polyposis coli）

APC 基因表現正常時，能製造正常的蛋白質，此蛋白質會透過**促進成熟的大腸黏膜細胞凋亡**（apoptosis），促使大腸黏膜細胞的汰舊換新。但 **APC 基因發生突變**，大腸黏膜細胞便**不凋亡**而造成持續累積（應該凋亡的細胞沒有凋亡，新的細胞一直增生），最後大量累積形成腫瘤。此基因異常導致大腸瘜肉的發生，大腸瘜肉是大腸癌的前身。

因此 APC 突變是黏膜細胞轉變為大腸癌的起步，一般認為 APC 基因是充當「守門基因」（gatekeeper gene）。目前有超過 600 種 APC 基因突變點被發現，此突變會造成細胞分裂的大開放，導致典型的**家族性多發腺瘤性瘜肉症（FAP）**，使大腸產生數以百計、千計的良性腺瘤。目前有針對大腸瘜肉或大腸癌的病患做 APC 基因分析，有助於大腸癌的早期診斷與大腸癌病患預後評估。

家族性多發腺瘤性瘜肉症（FAP）所佔大腸癌總數的比例小於 1%，但這一小族群最終發展成大腸癌的比例會達 100%。此罕見的遺傳疾病提供了重要線索，使科學家們循著此線索研究其他種類大腸癌的發生與發展。

....

❷ 腫瘤抑制基因 DCC（deleted in colon cancer 或 deleted in colorectal carinomas）

在大腸癌中與 APC 基因齊名的另一個腫瘤抑制基因為 DCC 基因，正常的 DCC 基因會製造一種神經細胞黏著分子（neural cell adhesion molecule, N-CAM）的蛋白質，其功能是讓**細胞與細胞之間、或細胞與基質之間正常的相互接合黏附作用**，控制細胞異常增生達到制癌作用。

若 DCC 基因發生突變，改變了細胞之間的黏著關係，這可能會增強腫瘤的生長，同時發生轉移的機率變高，它在大腸癌發展過程中是屬於較晚期的變化。

大部分正常組織的細胞都會有這個基因的正常表現，包括正常的大腸黏膜細胞，但在大部分大腸癌細胞內此基因的功能就喪失了。

❸ p53 腫瘤抑制基因因（Tumor suppressor p53）

目前已知約 80% 以上的癌症細胞內都有發現 p53 基因突變，可見其在細胞生長控制、避免癌症發生的機制上扮演重要的角色。p53 基因製造腫瘤抑制蛋白，之所以重要，因為它具有 3 個功能：

Ⅰ、當其他的 DNA 受損時，此蛋白會活化 DNA 修復蛋白（DNA repair proteins）以便修補損壞的 DNA，避免基因突變發生。

Ⅱ、若 DNA 過度受損無法修復，p53 啟動程序誘導細胞凋亡（apoptosis），避免帶有異常遺傳訊息的細胞繼續分裂生長。

Ⅲ、抑制血管新生（anti-angiogensis），不供給養分，使癌細胞無法長大、轉移。

p53 基因亦會遭受損壞，當 p53 基因突變時，上述三種功能也同時喪失，使得有「缺陷」的細胞不受控制的生長分裂，導致突變的累積和癌症的生長。

DNA 配對錯誤修復基因（MMR）的變異

當 DNA 在複製過程中，如果發生配對錯誤，DNA 配對錯誤修補基因（DNA mismatch repair genes, MMR）會及時進行修補，若無法及時修補細胞就容易產生病變。科學家發現遺傳性非瘜肉性大腸癌（hereditary nonpolyposiscolorectal cancer, HNPCC）這種具有家族遺傳性大腸癌係導因於這類基因發生突變或缺損，無法修補其他配對錯誤的 DNA 所造成的癌變。

修復基因（MUTYH）的變異

MUTYH（**MutY human homologue**）基因的表現為「糖基化酶（**酵素**）」，此酵素與 DNA 複製時鹼基刪除的矯正修復有關。若此基因發生變異，會使基因製造出無功能性或低功能性的糖基化酶而無法進行修復功能，導致細胞過度增生而造成腫瘤。部分遺傳性的大腸癌與胃癌與此基因變異有極大關聯。其實大腸癌發生的過程大部分是漸進式的，正常細胞在受到**致癌物**刺激導致第一次基因發生改變，可能只需要極短的時間，但接著還可能需要 10 年以上時間累積關鍵基因的損壞，才會演變成癌細胞。由此可知，並不是其中一個基因有缺陷就會產生癌症，必須好幾個基因都有缺陷才會有癌症的產生，而導致這麼多的基因缺陷往往是後天造成的，對大腸癌而言，尤其是飲食習性最為關鍵。

DNA（基因）／上帝的語言？

今日，生命科學正迎來它的黃金時期。千禧年的第一個初夏，人類宣布首次解開 23 對染色體的基因圖譜，這是人類生命科學史上劃時代的傳奇，在更深遠的意義上，是人們憧憬著醫學能解開各種疾病的病因，達長命百歲的目的。

發現 DNA 呈雙股螺旋狀的生物學家詹姆士華生（James Watson）說：「從前，我們從占星預測自己的命運，現在，我們發現生命註寫在基因裡。」。DNA 儲存了生命繁衍所需的全部遺傳訊息：訊息儲存在由四個字母 A、T、C、G 所串寫而成（**類似電腦語言 0 與 1**）的 30 億對鹼基裡。親代各自將一半的 DNA 遺傳訊息傳遞到子代中，進而完成傳承的使命，生命的邏輯、生命的思維都寫在 DNA 語言裡。基因解碼的同時科學家也發現，人類 DNA 中有 90% 以上是屬於無活動狀態的「垃圾 DNA」，這麼多「垃圾 DNA」存在的意義為何？答案至今無解。解開基因藍圖並不意味著我們已經揭開生命的奧祕。

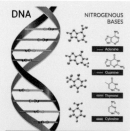

DNA 雙股螺旋狀（doube helix）、鹼基 A（adenine）、T（thymine）、C（cytosine）、G（guanine）

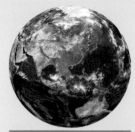
匠心獨具的設計

對信奉演化論的人們而言，生命是大自然信手拈來的驚喜。幾乎所有生物所攜帶的遺傳密碼都是由 A、T、C、G 寫成，再從中轉譯遺傳訊息，人類與其他動植物、微生物都使用這套語言系統，這是所有生物是從同一祖先演化而來最強而有力的證據。

若單純以「分子生物學」的角度分析生命，生命似乎只是 DNA 與蛋白質的組合體，說穿了一點也不神奇。但是，學習過「胚胎學」的人應該會同意，生命本身就是個奇蹟：細胞內的 DNA 可以自行複製、受精卵各細胞會移動到屬於它自己的位置、是誰決定哪些細胞組合成哪些器官？細胞知道在哪一階段該從事何種活動、各蛋白質之間可以「互通有無」達到維持生命的目的……。雖說人類有「共同的基因藍圖」，但每個人外貌與思維卻如此迴然不同。因此不免令人質疑，在如此繁複現象的背後，到底隱藏著何種原始驅動力？

有人想避開談論地球生命的起源，直接轉訴求於宇宙深處，關於這點其實毫無意義，就算地球的生命來自宇宙，那麼宇宙的生命又源自何處？

數學物理學家戴維斯（Davies）指出，只要萬有引力的常數稍微有絲毫的變化，太陽系就不可能發展到目前的形式，人類也就不會存在，這些所謂的「巧合」其實是強而有力的證據，證明大自然是經匠心獨具的設計而來。好幾位偉大的科學家嘗試以自然界的美麗設計來解釋上帝的創造，這些科學家包含了偉大的牛頓（Sir Isaac Newton）與愛因斯坦（Albert Einstein）。

康德（Kant）曾說：「要證明有上帝很難，要證明無上帝更難。」2006 年負責解讀「人類基因藍圖計劃」的柯林斯（Francis S. Collins）出版新書，取名《The Language of God，上帝的語言》，試圖在科學與信仰如此對立的今日，構築一座溫和的對話橋梁，讓科學與信仰兩者彼此和諧共存、合而為一。

3 從食招來──食物化成哪些毒物？如何致癌？

根據歐洲 50 萬人大規模調查顯示，每天食用超過 160 公克紅肉比每週食用一次，罹患大腸癌的風險高出 30%。流行病學資料也明確指出，動物性脂肪會增加罹患大腸癌風險。醫學教科書也提到，生活中大腸癌的危險因子包含飲食、肥胖、酒精、吸煙與低運動量，其中影響最顯著的危險因子為高動物飲食。

讀者大都沒有機會接觸教科書，但應該都有機會從醫學、營養專家、報章雜誌獲得飲食建議以降低大腸癌的發生，例如：

- ●減少高動物性脂肪、蛋白的攝取，包含紅肉、香腸、臘肉、培根、火腿。
- ●高動物性脂肪飲食，建議以低溫蒸煮方式取代高溫燒烤、油炸。
- ●高動物性脂肪飲食宜搭配新鮮蔬菜共食。

讀者一定有很多為什麼想問清楚？這些不都是我們日常生活飲食的一部分嗎？肉品的美味、燒烤油炸的香味與酥脆、海鮮類的甜美……，好油、好脆、好滿足，相信絕大多數的民眾都無法抵擋美食當前的誘惑。先別衝動要滿足口慾，現在就為大家一一剖析，專家學者們為要何如此苦口婆心建議要多注意動物性飲食的攝取。

動物性飲食含大量環境致癌物

動物經食物鏈的累積，體內易累積較大量的環境致癌物，例如，戴奧辛（dioxin）與多氯聯苯（PCBs）等等，其中以牛肉、豬肉、淡水魚最多。

高溫燒烤、油炸會產生致癌物

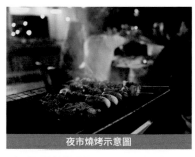
夜市燒烤示意圖

肉類（**如牛、豬、魚、雞肉**）經高溫（＞150℃）料理時，蛋白質會產生芳香性異環胺（Heterocyclic aromatic amine, HCAs）、油脂會產生多環芳香烴（polycyclic aromatic hydrocarbonhydrate, PAHs），溫度愈高、時間愈長、在火焰下炙燒，產生愈多。這兩類化學物質經酵素代謝活化後，有可能破壞 DNA，增加癌症發生的機會。調查顯示，若長期、大量攝取燒烤、油炸肉類，會增加罹患大腸癌的風險。

食品添加物會致癌

香腸、臘肉、培根、火腿等加工肉品裡都有添加亞硝酸鹽（Nitrite, NO_2^-），最主要任務是作為防腐劑抑制肉製品裡肉毒桿菌的生長，也可以讓肉製品產生美麗的色澤與特殊風味。亞硝酸鹽經腸道細菌代謝後會產生亞硝基化合

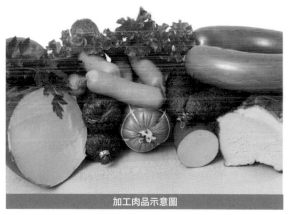
加工肉品示意圖

物（N-nitroso compounds, NOC），是可能導致基因突變的致癌物質。含亞硝酸鹽食物與含胺類食物共食容易產生亞硝胺（Nitrosamines）致癌物質。上述香腸、臘肉、培根、火腿等肉製品，若直接油炸、煎、烤等，會生成亞硝胺。亞硝胺也直接存在以鹽醃製的食品中，如鹹魚、鹹肉、鹹菜等。若將含亞硝酸鹽食物與含胺類食物（**附註**）一起食用，在腸胃裡容易產生亞硝胺。例如，香腸及魷魚一起食用、臘肉與秋刀魚一起吃等。另外，將優酪乳或養樂多與香腸或火腿一起食用，則會增加亞硝酸鹽在腸胃道的濃度，增加亞硝胺的生成。

附註：含胺類食物主要為海產類，例如：乾燥的鯖魚、鯷魚、蝦米與魷魚乾；生鮮海產有干貝、鱈魚、秋刀魚等。

為消化脂肪而產生致癌物質

攝取較多脂肪的飲食會促使較多的膽汁進入十二脂腸，旨在幫助脂肪的乳化與吸收，未被腸道重新吸收的膽酸囤積在大腸裡經細菌分解成二級膽酸，刺激腸黏膜細胞生長失控，導致腸道發炎病變。綜合上述幾點，以大眾美食烤香腸為例，烤香腸本身集結高油脂、蛋白質、高溫燒烤或油炸等不利因子，經常食用會讓腸胃黏膜細胞有更多機會暴露在多環芳香烴、亞硝胺、異環胺等致癌物質的環境之中，增加罹癌的風險。

要降低這些致癌物質對腸黏膜細胞的刺激、傷害，最好的方式是：

❶降低接觸致癌物質的機會，減少攝取。

❷一旦食用，就需要減低致癌物質接觸黏膜的機會、或者盡速將這些致癌物質排出體外。

最好的飲食模式是均衡不過量，因此建議搭配新鮮蔬菜一起食用。新鮮蔬菜的纖維素吸水膨脹，可增加糞便體積，因而稀釋了膽鹽與致癌物的濃度，同時使大便酸化，減少厭氣性壞菌的活動。纖維素亦能刺激腸道蠕動，加速糞便排出，減少致癌物質停留腸道刺激腸黏膜細胞的時間。

除了高動物飲食，部分日常生活中常見的食品可能有罹患大腸癌風險：

●含糖飲料

含糖飲料、碳酸飲料與果汁，可能增加患癌症的風險，因為過多精緻醣類食物，會使腸道細菌中厭氧菌增加，將殘留於大腸內的膽酸分解形成致癌物，容易導致胰臟癌、大腸癌、乳癌、子宮頸癌和前列腺癌。

●油炸食品、薯條、洋芋片

油炸食品會增加罹患癌症的風險，特別是當油品中含有氫化油，氫化油是蔬菜油經化學方法製造而來的人工脂肪，可能增加心臟疾病、皮膚癌、胰臟癌和直腸癌的風險。

另外，含較多澱粉的薯條薯餅（**或其他油炸澱粉類**）、洋芋片（**或其他烘焙食品**）

經高溫油炸或烘烤後會產生大量的丙烯醯胺（acrylamide），是澱粉類油炸過程中的副產品，這種化學物質在 1994 年被世界衛生組織（WHO）旗下的國際癌症研究中心列為 2A 級可能致癌物，據研究，長期食用受丙烯醯胺汙染的食物對大腦與生殖系統有影響，也會增加致癌風險。

●含酒精飲料

酒精並非致癌因子，卻是很好的輔助因子。每天飲用超過 45 公克酒精罹患大腸癌風險大約增加 1.47 倍。

以夜市美食為例說明

食物名稱	主成分	欠缺	製作方式	可能致癌物質	美味指數	大腸不開心指數
烤香腸	豬肉、脂肪、調色劑、鹽	蔬菜	燒烤	多環芳香烴、亞硝胺、異環胺	●●●●●	●●●●●
臭豆腐	豆蛋白、鹽		油炸	多環芳香烴、異環胺	●●●●●	●●●●○
排骨酥	豬肉、脂肪、澱粉、鹽	蔬菜	油炸	多環芳香烴、異環胺	●●●●○	●●●●●
鹽酥雞	雞胸肉、澱粉、鹽	蔬菜	油炸	多環芳香烴、異環胺	●●●●○	●●●●○
炸雞排	雞胸肉、澱粉	蔬菜	油炸	多環芳香烴、異環胺、丙烯醯胺	●●●●●	●●●●●
炭烤雞排	雞肉、鹽		燒烤	多環芳香烴、異環胺	●●●●○	●●●●●
酥炸魷魚	海鮮、澱粉	蔬菜	油炸	丙烯醯胺	●●●●○	●●●○○
烤串味等	雞翅、內臟、鹽	蔬菜	燒烤	多環芳香烴、異環胺	●●●○○	●●●●○
章魚燒	章魚、魚漿、澱粉		燒烤	丙烯醯胺	●●●●●	●●○○○
天婦羅	澱粉、魚漿	蔬菜	油炸	丙烯醯胺	●●●●○	●●●○○
說明	❶夜市美食常常是重口味食物，高糖、高鹽、高油脂，也會來一杯甜飲，增加腸胃道負擔。 ❷夜市美食偶而為之無妨，但記得多吃些蔬菜水果。					

4 腸治久安——預防大腸癌從小開始？

由於癌症及其他心血管疾病的發生曲線通常是到中年之後才會明顯升高，因此長久以來各種疾病的預防策略大都是以成年人為主要宣導對象。至於本書的主題大腸癌的發生，除了衛生福利部的統計資料顯示，已有年齡下降的趨勢，而大腸癌又需經過長時間的醞釀，因此兒童、青少年時期飲食不均衡加上肥胖，可能已埋下大腸癌發生的因子。

每個人的飲食習慣、生活習性深受家庭影響，從小傳承父母的觀念，不知不覺地沿用一生。因此父母有責任協助孩子認識健康的飲食與其他健康生活習性，從小建立正確觀念，培養促進健康的能力，未來面對環境的衝擊才能展現其自主性。

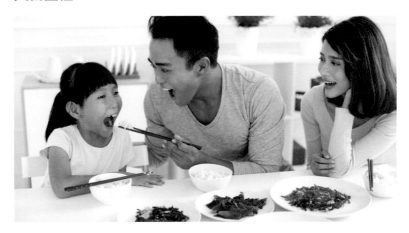

孩子健康快樂的成長，是父母最大的願望。根據研究顯示，讓孩子獲得正確的飲食習慣，對於腦力、成長發育都有正面的發展，因此，若能從小培養良好的飲食習慣，除了可以獲得健康，亦能有效預防未來癌症與文明病的發生。造成大腸癌的環境因素與飲食、便祕、運動、肥胖脫離不了關係，若能從小開始，對孩子的健康多了一層保障，因此，防癌從小開始。

妥善選擇食物從小開始

許多家長共同的經驗是孩子不愛吃蔬菜。孩子不愛蔬菜的原因可能是某些蔬菜的特殊味道或纖維較粗不易下嚥。因此最好的方法是以身作則建立健康的飲食模式，妥善選擇可以提供均衡營養的各種食物與烹調方法，同時跟孩子討論、讓他們有選擇的機會，慢慢地他們就能學會哪種食物對自己有哪些好處。

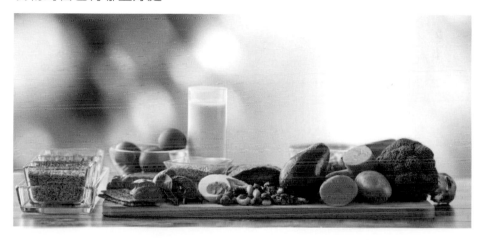

拒絕垃圾食物從小開始

速食店林立、滿街小吃店、到處都有夜市，父母經常帶著孩子在這些地方覓食。另外，孩子放學途中隨手購買的烤肉、炸雞、含糖飲料……，父母未必知道，也可能管不到，這是事實也是許多現代家庭的寫照。

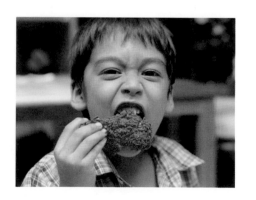

在食物陷阱充斥的現代社會，飲食知識的重要性已經迫在眉睫。家長的飲食觀念會深深影響孩童的飲食習慣，家長應該除了盡量減少購買垃圾食物，也給孩子示範，告知非天然食物與化學添加物對成長發育不僅沒有幫助更有害身體健康。

防止便祕從小開始

飲食習慣與運動頻率,是影響孩子便祕的重要因素,也是造成兒童肥胖的主因。許多孩子從小飲食就不健康,只吃肉類與乳製品,嚴重缺乏纖維質,糞便不但不成形而且黏答答,久而久之,便祕就發生。飲食不正確,糞便就不正常,這是身體發出的警訊,父母應該適時地關心提醒,「孩子,你今天嗯嗯了沒?」

若孩子有長期便祕的問題家長千萬別輕忽,為了孩子的健康,還是要到胃腸科或大腸直腸科求診,讓專業醫師協助解決問題。

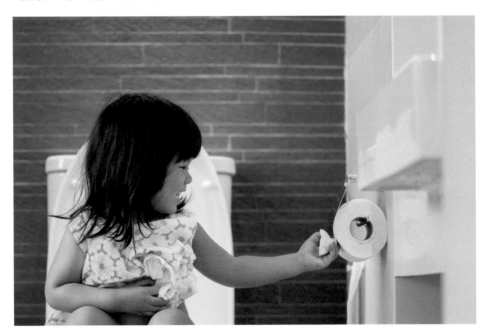

養成運動習慣從小開始

不論小學、中學,在我國獨特教育與學習觀念的驅使下,孩子每天靜坐學習的時間極長,甚至挪用本來該給孩子活動的時間,造成孩子運動量明顯不足,這些錯誤的做法與觀念對兒童未來的健康都會造成不利的影響。因此,父母應該積極培養全家一起運動的習慣與興趣,強化身體的活動力。

拒絕肥胖從小開始

營養調查指出，國小孩童的肥胖率達 20% 以上，國中孩子的體重也接近成年的水準。不只在台灣，孩童肥胖已成為全球嚴重的健康問題，根據統計，大約有 30% 的成人肥胖在孩童時期就是個小胖子，肥胖年齡開始的越低，未來肥胖的機率愈高；另外，根據研究，約 8 成的青春期肥胖，會發展成為成人肥胖。

原因是，嬰幼兒時期和青春期是人體細胞分裂增生最旺盛時期，脂肪細胞數目有可能大量增加，成人後想減肥，並無法讓脂肪細胞數目減少，只能努力把脂肪細胞體積縮小，在體型上，改變不易。

在養育孩子方面，有部分父母抱持傳統做法，認為肉類是成長發育中的孩子最需要的，正餐時不僅鼓勵孩子大量攝取，而且額外提供孩子垃圾食物。

要減低兒童、青少年肥胖率，除了執行政府制定的政策，更需要學校落實體育活動、家庭營造健康飲食環境的配合。小時候肥胖所帶來結果可能是產生容易罹患慢性疾病，且不易減重的成人肥胖。

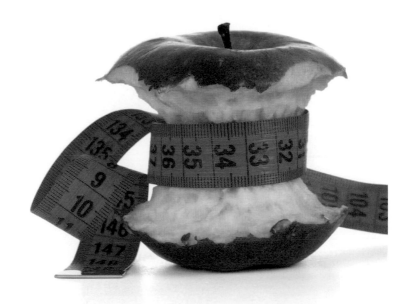

PART 4 腸保安康
生活管理新起點

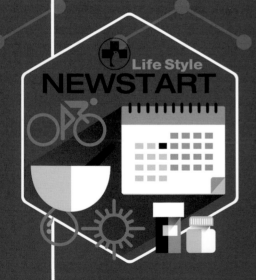

常言道：「生病看醫師，健康靠自己。」人會生病絕大部分是源自不健康的生活型態，與壓力、飲食不當、缺乏運動、喝酒熬夜等息息相關。尤其當醫師費盡心思將疾病治癒，如果不注意病癒後的生活型態，任何醫療都是白費心機，因為有極大的可能會重複患病。人體健康與否，需要靠身體自我調節與自癒，醫療只是輔助。

病後該如何調整生活型態？或者該如何維持身體健康？很簡單，做好「健康自我管理」，例如：壓力管理、體重管理、運動管理、飲食管理等等。意思是養成良好生活、飲

食、維持運動習慣等。那麼，要如何管理？

讀者應該常常在報章雜誌看到一些與健康有關的數字，例如：50～59 歲大腸癌罹患人數近 10 年急遽上升 141%，這些數字是政府對「疾病的管理」；理想體重是要將 BMI 值維持在 18.5～24 之間，腰圍男性不超過 90 公分、女性 80 公分，這是政府建議個人對自身「體重的管理」；「每日 3 蔬 2 果」，這是營養師建議民眾一部分的「飲食的管理」；運動 333 習慣（每周運動 3 天、每次運動 30 分鐘以上、平均心跳達 130 以上），這是醫師群建議病患對體能

「運動的管理」，例子不勝枚舉。

數字都很簡單，也朗朗上口，然而醫師與專業人員只能提供建議，無法代替執行管理，必須靠民眾自己身體力行，「師傅領進門、修行在個人」。民眾或許以為管理健康很複雜，其實管理健康一點都不難，只要每天花一點點時間檢視自己的執行力且不厭其煩地執行下去，它就會變得跟例行性工作一樣地順手，並內化成為日常生活的一部分，更何況只要花一點時間檢視就能讓身體獲得最大的收益，何樂而不為呢？

1 不能承受之重——肥胖是一種疾病？

世界衛生組織（WHO）已正式宣布將肥胖症列為全球性疾病，並指出肥胖在未來將會嚴重威脅全人類的健康。事實亦然，在美、英、德等已開發工業國家其肥胖人口更逼近1/3，這些人口罹患高血壓、糖尿病、心臟病或痛風等代謝症候群的風險大增，肥胖已成全球矚目卻又棘手的健康危機。

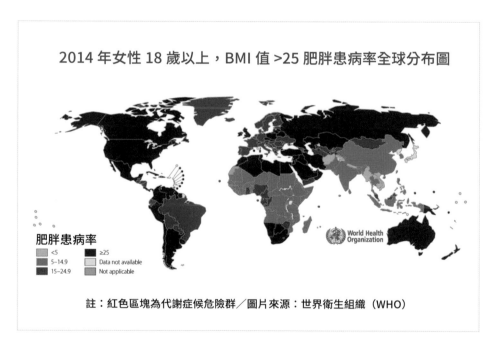

2014 年女性 18 歲以上，BMI 值 >25 肥胖患病率全球分布圖

肥胖患病率
- <5
- 5–14.9
- 15–24.9
- ≥25
- Data not available
- Not applicable

World Health Organization

註：紅色區塊為代謝症候危險群／圖片來源：世界衛生組織（WHO）

肥胖是過多脂肪囤積在脂肪細胞所造成的一種疾病，在我國前 10 大死因中的癌症、心血管疾病、心臟病、高血壓、糖尿病與等，有 8 項與肥胖脫離不了關係，而肥胖的真正病因與活動力減少、高動物飲食、精緻高熱量飲食等有關。

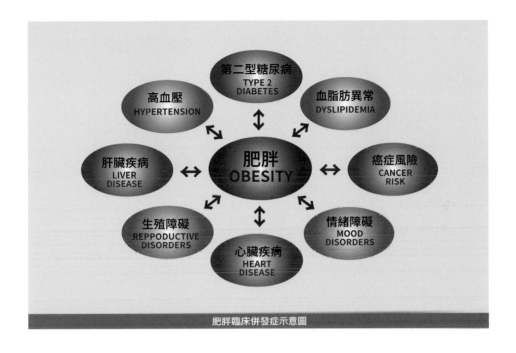

肥胖臨床併發症示意圖

肥胖與大腸癌如何糾葛在一起？

肥胖發炎

關於「發炎」，相信很多人都耳熟能詳，一般民眾對於發炎的認知不外乎是異物入侵身體或身體受傷，免疫系統藉由發炎現象排除異物時身體所呈現的紅、腫、熱、痛等現象，這是屬於急性發炎。紅、腫、熱、痛現象我們會有所感知，但對另一種慢性發炎卻可能渾然不知，肥胖就是屬於慢性發炎的一種。

成人的脂肪細胞在身體逐漸發胖後並不會增多只會變大。當體重愈來愈增加，脂肪細胞會越來越大，在有限的空間裡，不僅脂肪細胞彼此擠壓、供應細胞養分的微血管同樣受到擠壓而導致血液供應相對不足時，脂肪細胞可能因此破裂或壞死，免疫系統的巨噬細胞與淋巴球開始移入脂肪組織進行清理、同時釋放發炎物質，例如 TNF-α、IL-6 與 IL-1β 等，這些發炎物質隨著血液流竄全身，導致全身一連串發炎反應。

脂肪細胞功能的改變

巨噬細胞與淋巴球

移入脂肪組織
同時釋放的發炎因子

脂肪細胞

招引免疫細胞

巨噬細胞

淋巴球

分泌脂肪因子

在體重增加

脂肪因子分泌增加

脂肪細胞功能示意圖

嚴格地說,發炎反應是免疫系統對人體的保護作用,是好事一樁,但是若身體長期處於慢性發炎狀態,那就大事不妙了。如果發炎物質經年累月持續地刺激正常細胞同樣會影響遺傳物質 DNA,DNA 一旦受損導致基因突變,若又加上因其他因素的影響基因突變持續累積,最終就可能導致癌症發生。

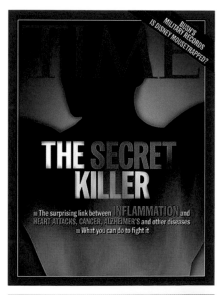

2004 年 2 月《時代》雜誌封面故事稱慢性發炎為「神祕殺手(secret killer)」/
圖片來源 content.time.com

根據歐盟國家調查研究,體內脂肪過多,罹患大腸癌、攝護腺癌、膀胱癌、子宮內膜癌與乳癌的風險較高。**當體重過重**,上述癌症的風險提高 1.06 ～ 1.59 倍,**若屬肥胖**,則飆升到 1.12 ～ 2.52 倍。

因此**減重**不僅可以減輕慢性發炎反應,降低罹癌機率,同時也能降低其他代謝症候群疾病的風險,一舉數得。會導致肥胖,一般而言是嗜**吃高熱量**、高動物飲食,再加上**缺乏運動**所共同形成的,沙發馬鈴薯就是最好的寫照。

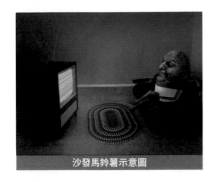
沙發馬鈴薯示意圖

高熱量飲食

研究已經顯示，肥胖會引起慢性發炎，持續性的慢性發炎會加重肥胖症狀，兩者造成惡性循環。那麼，哪些食物可能是肥胖的幫兇？

❶油炸燒烤食物

肉類食物經過油炸燒烤，除了會產生致癌物、更是肥胖的主因，且糖化終產物（AGEs，糖毒素）含量大增，導致身體**嚴重慢性發炎**。

❷精緻糕點與精緻糖

高升糖指數的精緻澱粉類食品如蛋糕、甜點、含糖飲品，除了容易發胖、增加罹患大腸癌的風險之外，也會促使身體**慢性發炎**。

❸加工植物油與反式脂肪

不利身體健康的脂肪，一旦攝取攝取過多，不僅導致肥胖與身體**慢性發炎**，也增加罹患心血管疾病的風險。

上述的食物是不是很熟悉？（**在 Part 3 有詳細解說**）除了容易引致大腸瘜肉（**大腸癌**），而導致肥胖慢性發炎現象更讓大腸癌問題雪上加霜。

缺乏運動

上述的飲食模式除了容易導致肥胖也容易罹患大腸癌，兩者緊密相連。**而體能活動可以加速大腸蠕動**。缺乏運動導致腸胃道蠕動不良容易出現便祕，致癌物質無法順利排出，長時間滯留在腸道裡刺激黏膜細胞，增加罹患大腸癌的機會。對於大腸癌形成，肥胖與缺乏運動雖不是主要成因，卻是貢獻良多的危險因子，若能藉由調整飲食並配合適量運動減輕肥胖，有助降低罹患大腸癌的機率。

體重管理

美國癌症研究協會出版的「癌症研究」醫學期刊的研究顯示，若能靠減少飲食、增加體能活動，即使僅僅只減去 5% 的體重，便能有效降低身體慢性發炎指數。國民健康署也指出，肥胖民眾罹患直腸癌、乳癌與子宮頸內膜癌等的風險高出常人 1 ～ 2 倍；體能運動量也與大腸癌息息相關，國內有 1500 萬 19 歲以上成年人每日蔬果攝取量未達建議標準；男女缺乏運動的比率分別達 64.4% 及 73.1%。

體重管理的目標是將身體質量指數（BMI）控制在 18.5 ～ 24.9 之間，男性腰圍不超過 90 公分、女性腰圍不超過 80 公分。 如果能夠持續執行以下體重管理建議，短期內必定能見到減重成效。

❶減少高能量密度食物的攝取

每 100 公克食物如果達 225 ～ 275 大卡就屬於高能量密度食物，例如，速食、高動物飲食、含糖飲料。

❷多食用新鮮蔬菜水果

每餐攝取足夠量的膳食纖維以維持腸道暢通，也可以隨心所欲偶而執行一天素食；總之，高能量密度飲食儘可能減少，以蔬果取代食物數量需求。若需要補充肉類，也儘量以魚肉、白肉為主，少吃紅肉。

❸增加體能活動

美國華盛頓大學研究顯示，多做體能活動可減少 20% 大腸癌發生機率。主因是體能活動可提升免疫力，降低腸道發炎，進而減少瘜肉發生機率，因大腸癌大都由瘜肉演變而來。

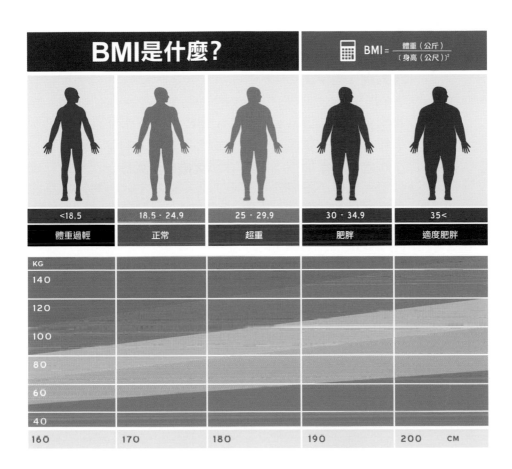

BMI是什麼？				BMI = $\frac{體重（公斤）}{〔身高（公尺）〕^2}$
<18.5	18.5 - 24.9	25 - 29.9	30 - 34.9	35<
體重過輕	正常	超重	肥胖	適度肥胖

KG				
140				
120				
100				
80				
60				
40				
160	170	180	190	200　CM

美國癌症協會建議的體能活動是**每週 5 天、每次 30 分鐘**。若無法一次做足 30 分鐘，則可採累積方式，例如，走遠路用餐、飯後漫步、走路到超市、睡前散步等等，**累計達到 30 分鐘**。

體能活動除了可以促進腸胃蠕動，根據醫學研究所進行的研究顯示，還能製造令心靈愉悅的血清素與多巴胺，一次活動，兩種滿足，身心都舒暢。

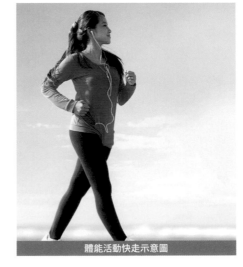

體能活動快走示意圖

② 大腸癌是選擇題？——飲食是一把雙面刃

英文諺語 You are what you eat. 你吃什麼就會像什麼。
宇宙萬物都有雙面性，供應我們身體營養的每一種食物也不例外，適量攝取，可以讓健康更上一層樓，但是攝取過量，可能成為健康的絆腳石，甚至威脅生命。食物對身體健康是助力或阻力，取決於民眾如何執行良好的飲食習慣。

就以前面章節所提到的「食物高動物飲食」為例說明

	肉類所含的營養素
蛋白質	經消化吸收後可提供人體所需的全部種類的胺基酸
脂肪	提供必需脂肪酸、熱量
碳水化合物	極少量
礦物質	鐵、鉀、鈉、磷、鋅、銅、鎂等等
維生素	水溶性維生素 B 群、脂溶性維生素 A、D

肉類可以讓人體發育、成長，讓呼吸系統、免疫系統、內分泌系統或生殖系統獲得足夠的原料以產生維持生命所需的能量、酵素、抗體、荷爾蒙等物質。由上面的成份分析看來，肉類是一幾近完美的食物。

良好的飲食習慣是身體能否常保安康的關鍵因素之一。但是請謹記，良好的飲食習慣，不單指我們攝取了什麼食物、或者營養

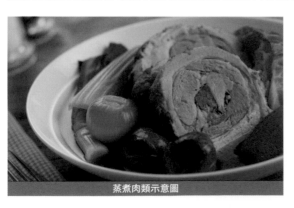
蒸煮肉類示意圖

素的比例是否均衡，還包含如何準備、烹調與保存。因為從食物來的致癌物質除了食物本身，也有可能來自食品添加物、已被汙染的食物、不當烹調或所有這些因素交互作用的結果。

蒸煮如天使，燒烤如魔鬼。若以蒸煮方式（**約攝氏 100 度**）烹調食物，那麼，肉類營養素不僅不會嚴重流失，更是優質的營養來源。

反之，若以油炸燒烤（**攝氏 170 ～ 210 度**）肉類或澱粉類食物，糖化終產物（**AGEs，糖毒素**）、異環胺（**HCAs**）、多環芳香烴（**PAHs**）、丙烯醯胺（**acrylamide**）等都是在高溫中如影隨形大量出現致癌物質。至於可以長期保存的食物，例

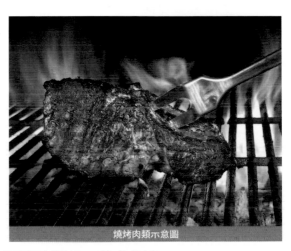

燒烤肉類示意圖

如香腸、火腿、臘肉、培根等醃製品，能免則免。

民眾選擇的食物、烹調方式，也等同選擇了是要跟大腸癌攪和在一起、還是站在大腸癌的對立面。

空污、水污染、重金屬、輻射、農藥與其他環境污染所產生的致癌物質，是全人類的共業，不可能立即改善，需要大家共同努力。形成癌症的原因多元而複雜，民眾唯一能夠控制的外在因素就是生活習性，而要預防大腸癌的發生，良好的飲食習性更是重要的一環，因為種種研究資料顯示，**大腸癌可以說是「吃」出來的。**

而食物對大腸癌的影響，是長時間累積，因此從小培養並持續貫徹良好的飲食習慣，才有機會杜絕大腸癌的威脅。

③ 革命行動——要「腸」壽，「食」在必行

健康意識抬頭，有關健康的資訊正在書市與網路上廣為流傳，民眾健康飲食思維也在改變，但「知易行難」，執行強度明顯不足，因為人都有苟且的心態，認為癌症不會找上自己，得過且過，直到癌症真的上身。防癌疏漏，只有「千金難買早知道」這句名言可與之比擬。關於革命，不外乎是要推翻「舊的」、建立「新的」，想要改變的、需要改變的，可以是政治、社會、生活與思維。本書主題，大腸癌的預防，每個個體需要有革命性的思考與行動才能真正有效杜絕大腸癌上身。

蔬果抗癌

抗癌口號 ❶

「蔬果彩虹 579」

	蔬	果	579
兒童	3	2	5
女性	4	3	7
男性	5	4	9
彩虹	❶「彩虹攝食」原則，均衡攝取各色蔬果「紅、橙、黃、綠、藍、紫、白」。 ❷一份蔬菜＝半碗菜，一份水果＝一個中型水果。 ❸蔬、果數字可互換，3 蔬 2 果或 2 蔬 3 果皆可。		

抗癌口號 ❷

「3 多 3 少」，多水、多動、多蔬果；少油、少肉、少甜膩

美國癌症研究中心指出，蔬果可降低罹患特定癌症的風險，世界衛生組織同時建議，每天攝取 400 克以上的蔬果可降低疾病及癌症發生率。不同的蔬果所含的營養素不同，功效自不相同，每天可以攝取不同種類的蔬果以截長補短。

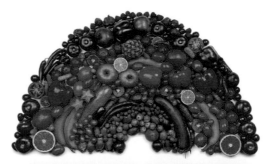

常見蔬菜的營養素

蔬菜	分類	維生素	礦物質	抗氧化	植化素	膳食纖維	其他
番茄	茄科	A、B群、C	磷、鐵、鉀、鈉、鎂	茄紅素		豐富	糖、有機酸
綠花椰菜	十字花科	C、葉酸	鈣	胡蘿蔔素	蘿蔔硫素	豐富	超級食物
菠菜	莧科	A、B、C、D、葉酸	鐵磷	胡蘿蔔素	吲哚		草酸
胡蘿蔔	繖形花科	A、B群、C、E	鈣、磷、鐵、鉀、鈉、鎂、錳鋅、鈉	胡蘿蔔素		豐富	
高麗菜	十字花科	C、K1	錳	胡蘿蔔素		豐富	
白菜	十字花科	B、C	鉀、磷、鎂、鐵、鈣			豐富	
芥藍	十字花科	A、C	鈣			豐富	
蒜頭	蔥科			15種以上	蒜素、硫化醣胺、硫丙烯、二烯丙基硫化物		超級食物
洋蔥	石蒜科	A、C	磷、鐵、鎂、鉀、鈣	多酚、硫磺化合物	蒜素	豐富	
地瓜葉	旋花科	A、C、菸鹼酸	鐵、鉀、鈣、鎂	胡蘿蔔素		非常豐富	有機酸
金針菇	口蘑科	B1、B2、菸鹼酸、	納、鉀、鎂、磷、鐵、鋅	超氧歧化酵素		非常豐富	多醣體

常見水果的營養素

水果	分類	維生素	礦物質	抗氧化	植化素	膳食纖維	其他
番石榴	桃金孃科	A、B1、B2、菸鹼酸、B6、C	鈉、鉀、鎂、磷、鈣、鐵	胡蘿蔔素、槲皮素、多酚	玉米黃素、吲哚	豐富	果糖、葡萄糖、半乳糖、蔗糖
奇異果	獼猴桃科	A、B群、菸鹼酸C、D、E	鈉、鉀、鎂、鋅、鈣、鐵、硫磷、氯	胡蘿蔔素、多酚	吲哚	果膠	多種胺基酸
芒果	漆樹科	A、C、菸鹼酸	鈣、磷、鐵、鉀、鎂	胡蘿蔔素		豐富	
木瓜	番木瓜科	A、B、C、E、K	鈣、磷	胡蘿蔔素		豐富	木瓜酵素
鳳梨	鳳梨科	B1、C	鉀	胡蘿蔔素	異黃酮	豐富	鳳梨酵素
葡萄	葡萄科	C、B1、B2、B6	鈣、磷、鐵、鎂、鉀	多酚、逆轉醇	前花青素、花青素、槲皮素、異黃酮	豐富	醣類、有機酸
草莓	薔薇科	C、生物素	鈣、磷、鐵、鉀	鞣花酸	花青素、槲皮素、兒茶素	豐富	有機酸
蓮霧	桃金孃科	C	鉀				醣類
柳橙	芸香科	B群、C	鈣、鉀、磷			果膠	醣類、檸檬酸
香蕉	芭蕉科	A、B1、B2、B6、C、菸鹼酸	鉀、鎂、鈣、磷、鐵、鈉、鋅、硒	胡蘿蔔素		果膠	醣類
蘋果	薔薇科	A、B群、C	鐵、磷、鉀、鎂、硒	胡蘿蔔素	槲皮素、兒茶素	豐富	檸檬酸

蔬果除了富含人體所需的維生素與礦物質，深綠色蔬菜與黃色的蔬果含豐富胡蘿蔔素。胡蘿蔔素、茄紅素、花青素、兒茶素、維生素 C、E，微量元素硒、外加各種植化素等具有抗氧化功能、抗發炎功能，有助降低罹患大腸癌風險。

防癌必備──膳食纖維

膳食纖維是腸道的清道夫，對腸道健康的促進是其他營養素所無法取代的。充分攝取膳食纖維除了能促進腸道蠕動，不同的膳食纖維，功能稍有差異。膳食纖維又分為：

❶可溶性膳食纖維：

例如果膠、植物膠等，吸水膨脹後成為凝膠狀。番茄、薏仁、金針菇、奇異果、香蕉等含大量可溶性膳食纖維，可吸附膽固醇、油脂。

❷不可溶性膳食纖維：

例如纖維素、半纖維素等，吸水後可增加糞便份量，同時可吸附致癌物質。纖維促進腸道蠕動，降低致癌物質長時間滯留腸道，防止便祕、痔瘡等腸道疾病，更有助預防大腸癌。

飲食是本能，但要能真正發揮食物的營養價值，必須搭配各種食物才能截長補短，若只大量偏食單一類食物未必能發揮防癌效果。均衡攝取各種營養素，而且從小開始養成習慣，要預防大腸癌症並非難事。

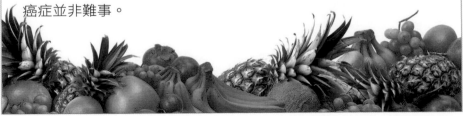

④ 健康維持不求人──新起點八大原則

大多數的人都會做理財規劃,卻不曾投資自己的健康。「一般人沒病痛,以為是健康」,因此忽略預防疾病的重要,如同保養愛車一樣,需要定期檢查才能確保行車平安,人體也是。

根據國健局的研究顯示:20 歲以上民眾代謝症候群盛行率為 19.7%,且隨年齡上升呈增加趨勢。有代謝症候群的民眾未來罹患糖尿病及心血管疾病的機率,較一般民眾高。隨著人口老化的趨勢,在 2007 年臺灣 65 歲以上人口已超過總人口 10.6%,預估 2028 年將突破 22.5%(**行政院經建會人力規劃統計資料,2008**),也就是每五人就有一位是老人,如果依照慢性疾病的盛行率,與老人人口的成長率,那要達到健康長壽的高品質生活,需要有更大的努力空間,將來要照顧這群老人的 65 歲以下的族群,更需要有健康的身體。

2005 年美國《國家地理雜誌》揭開長壽的秘訣特別報導,全世界最長壽的三個地區其一為基督復臨派(**基督復臨安息日會**),而臺安醫院為國際性基督復臨

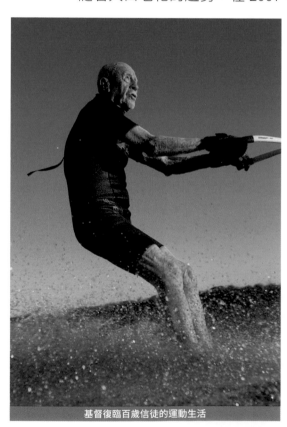

基督復臨百歲信徒的運動生活

安息日會的醫療體系之一，早期由一群熱心的醫護人員組成專業的醫療佈道團隊，依據《聖經》的教導並與醫療團隊結合，將新起點八大原則運用在生活當中，也驗證了此生活方式有效改善及預防各項慢性疾病，並比一般人有更健康的生活。

臺安醫院透過美國姊妹機構「威瑪健康中心」（Weimar Center of Health Institute）專業指導暨授權，在台灣台北、南投舉辦國際性的「新起點健康生活計畫」；並在 1997 年成立「新起點健康教育中心」，已幫助數千人重獲健康及慢性疾病之改善實證。

新起點健康生活是一套以正確生活型態促進健康的模式，結合醫學、營養、運動、心理、信仰等專業知識，透過專業的團隊指導，團體的生活實踐，帶來真正健康的改善，新起點（NEWSTART）是由八個健康原則組成：Nutrition（均衡營養）、Exercise（持久運動）、Water（充分飲水）、Sunlight（適度陽光）、Temperance（節制生活）、Air（清新空氣）、Rest（身心休息）、Trust（心靈依靠）。

新起點八大健康律（NEWSTART）

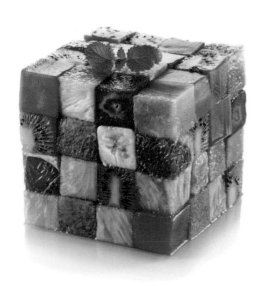

不需要昂貴的減肥藥物或健康食品，「新起點」自然療法就能帶給你身、心、靈全面的健康管理，「新起點」自然療法貼近自然，也簡明易懂，只要你能下定決心貫徹「新起點」自然療法，改變原有的不良行為，遵循「新起點」自然療法八大健康律過生活，減肥一定事半功倍，更能藉由「新起點」自然療法贏得一生的健康。

Nutrition 營養

早在 2500 多年前，醫學鼻祖希波克拉底（**Hippocrates**）就提出以下理念：如果你生病了，你的藥物應該就是你的食物。藥物不能隨便亂吃，食物當然也是，現代科學已證實，疾病與飲食息息相關，你所吃下的每一口食物，都會大大影響壽命的長短。因此，健康的身體仰賴良好的飲食，只有吃正確的食物，才能幫助我們遠離疾病。

Exercise 運動

活動，是我們生存的定律；不活動，是釀成疾病的主要原因之一，因為運動能增加並調和血液循環，加強細胞補給與清除廢物的能力。運動有助控制體重，使肌肉結實、強化骨骼，也可以增強心臟能力、增加肺活量，強化免疫系統、降低罹患多種疾病的機率。另外，運動會促使大腦分泌一種嗎啡荷爾蒙，這種「快樂酚多精」可以除去緊繃肌肉，讓人心情輕鬆愉悅，減少憂慮及壓力。

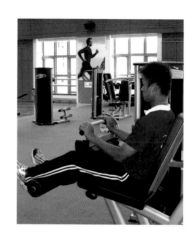

Water 水

人體裡水分佔了 60％左右，存在於血液與各組織器官中，人體功能完全仰賴這些水分的平衡。水分可以溶解並載運營養素，也可以排出老舊廢物與毒素。水分也是調解體溫、潤滑器官組織的重要元素，因此我們可以幾天不吃東西，卻不能不喝水。

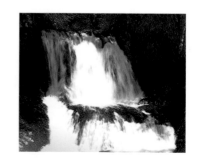

有人害怕水喝得太多會水腫，其實只要不是心臟病、腎臟病、肝硬化和糖尿病患者，多喝水倒無妨。每天早晨起床時，空腹喝 500 cc的水，就不會有宿便；睡前 30 分鐘喝一杯冷開水，還能幫助皮膚柔嫩光滑。

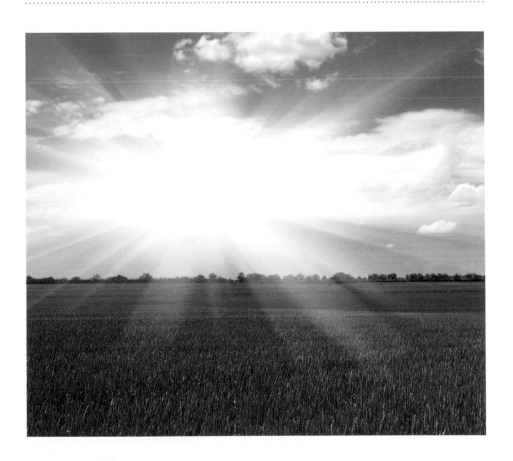

Sunshine 陽光

研究顯示，每天照射陽光 15 分鐘，就能得到充足的維生素 D。陽光也具有殺菌、抗病毒能力，讓身體產生抑制癌症的抗體；還能減少血中膽固醇、降低血糖、增加紅血球帶氧的能力，並降低高血壓、降低心律、強化心肌力量、促進肝功能運作與傷口癒合。

Temperance 節制

現代人成天喊忙，習慣藉由煙、酒和咖啡因（茶或咖啡）來提神或紓解壓力，有些女性甚至以「酗」咖啡為樂，渾然不覺體內骨質的快速流失。這些早已被醫學研究指出有害的生活習慣，都應該盡量節制，若能戒除當然更好。此外，其他看起來有益的事物，例如飲食、視聽、運動、工作、睡眠等同樣也應該有所節制！

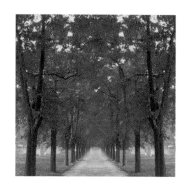

Air 空氣

城市空氣污染嚴重，因此，到大自然呼吸帶有負離子的新鮮空氣，對現代人來說非常必要。負離子可說是「空氣中的維生素」，對人體有淨化血液、活化細胞、增強免疫力、調整自律神經等好處。

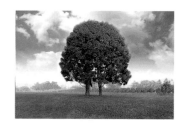

Rest 休息

「過勞死」的新聞時有所聞，這種猝死非常可怕，提醒了大家休息的重要性。人一天的睡眠時間至少要 7 ～ 8 小時，且應在午夜前就寢，要有深層睡眠的良好品質，大腦才能得到徹底的休養。除了睡覺外，靜思、聽音樂、繪畫、園藝、看書、郊遊、與寵物玩耍等都算休息。

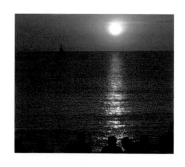

Trust 心靈依靠

這是最後也是最重要的一點，你不可能擁有健康的身體，而仍心存憂慮、恐懼、怨恨、厭惡、空虛等不良情緒。為自己建立良好信念吧！相信你可以克服一切，就可以得到心境的平安。

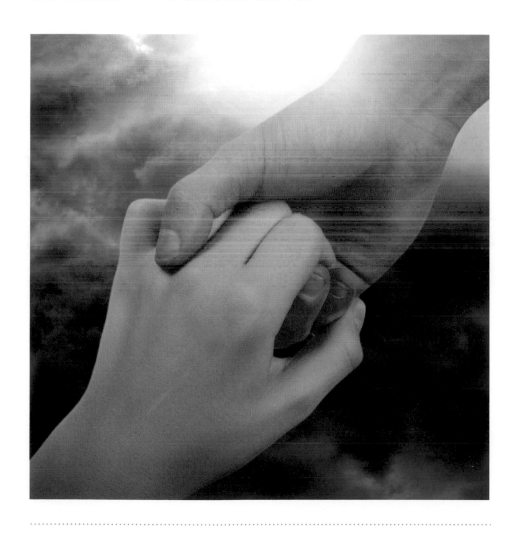

PART 5
問與答

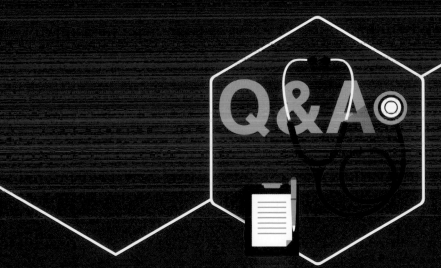

Q&A

❶在各類大腸癌的報導中，醫師常說的「裡急後重」，是什麼意思？

A 所謂的「裡急後重」感，指一直想排便且肛門口有下墜感，但去廁所時解不出或解不乾淨、排便次數增加。常見於乙狀結腸及直腸腫瘤。

❷大腸癌的篩檢，除了目前在醫院中執行的標準法，有更先進的方法嗎？

A 目前大腸鏡檢查仍是大腸鏡檢查是最直接可靠的檢查方式，直接透過儀器及影像找出病灶，準確率最高。

❸大腸鏡檢查是否會導致大腸出血、受傷？有其他的替代方法嗎？

A 一般而言，大腸鏡檢查是相當安全的檢查，但是仍存在一些風險例如出血及穿孔等併發症，但發生率少於 0.2%。如不做大腸鏡，則其他替代方式為下消化道攝影（**大腸銀劑檢查**）。

❹據說大腸鏡檢查非常不舒服，若改做無痛大腸鏡檢查，健保有給付嗎？

A 大腸鏡檢查的過程中，因鏡檢管路向內推進，病患偶會有痙攣及腹脹的感覺，是屬正常現象。一般建議曾腹部手術過、剖腹產或是容易緊張的病患建議可採用無痛麻醉方式檢查，減輕病患不適症狀以利檢查順利進行。目前大腸鏡檢查麻醉費用健保並無給付，病患須自費。

5 健康檢查時「腫瘤指數 CEA」，是否就是「大腸癌指數」或其他癌症指數？

A 腫瘤指數 CEA 於臨床上常用來大腸直腸癌手術後追蹤檢驗指標，但並不是指大腸直腸癌專屬指數。臨床上發現，只有一半的大腸直腸癌的患者 CEA 不正常。除了大腸直腸癌，其他消化道相關癌症、肺癌、乳癌與卵巢癌等都可能使 CEA 指數上升。

6 常吃瀉藥或軟便劑是否會得大腸直腸癌？

A 瀉藥或軟便劑有些是刺激大腸壁神經，或促進腸道蠕動來幫助排便，長時間服用會造成腸道黑色素沉澱。而有些人會對瀉藥產生依賴性，瀉藥本身對健康無礙，與大腸直腸癌無直接關聯，但仍需注意是否有其他腸道的相關問題。

7 大腸疾病（大腸激躁症、痔瘡等）會轉變成大腸癌嗎？

A 大腸激躁症不是癌症，痔瘡也不會惡化成大腸直腸癌，但有些症狀與大腸直腸癌極為類似，有時區分不易，需加做其他檢查來診斷。

8 為什麼開刀前的禁食連水都不能喝？

A 手術需要麻醉的關係，避免在手術進行中病患發生嘔吐嗆到造成吸入性肺炎等問題，故在手術前會要求病患先禁食禁水。

9 誰可以簽手術同意書？沒人簽手術同意書醫師就無法開刀嗎？

A 根據醫療法第 63 條規定：醫療機構實施手術，應向病人或其法定代理人、配偶、親屬或關係人說明手術原因、手術成功率或可能發生之併發症及危險，並經其同意，簽具手術同意書及麻醉同意書，始得為之。但情況緊急者，不在此限。前項同意書之簽具，病人為未成年人或無法親自簽具者，得由其法定代理人、配偶、親屬或關係人簽具。

10 罹癌家屬們對於治療方式有不同的意見時，該如何溝通協調？

A 一般主治醫師會根據病患的病情及最佳處理方式與其他可能的替代方式與病患及家屬討論，得到最後的治療方針。另外，若還有疑慮可以尋求第二位專科醫師的意見。

11 大腸癌除了腫瘤本身引起的症狀，還可能有哪些併發症？

A 癌症腫瘤本身就是不受正常細胞分化的約束，會不正常的分化長大，所以會造成大腸阻塞、穿孔破裂、甚至會侵犯附近的器官，像是卵巢、子宮、膀胱等器官。更可怕是會造成遠端器官轉移至肝臟、肺臟、遠端淋巴腺或腦部，預後極差。

12 一般上班族在日常生活中應注意什麼以遠離大腸癌？

A ①定期篩檢，如能早期發現腺瘤瘜肉予以切除，可以減少大腸癌的發生。
②養成良好飲食習慣，多吃蔬菜水果、少吃肉類及高油脂食物。
③養成每天運動習慣。

13 大腸癌發生比較具體原因是什麼？

A 大部分的大腸直腸癌的原因是由瘜肉演變而來的，所以只要及早發現瘜肉並切除可降低癌症的發生。

14 大腸癌經過治療後，吃素食或生機飲食對防止復發是否有幫助？

A 癌症患者沒有特別的飲食禁忌，應以均衡飲食為原則。癌症病人秉持「均衡飲食、增加熱量、增加蛋白質」三大原則即可。

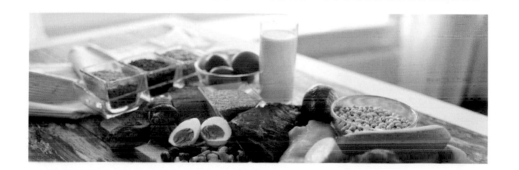

15 大腸癌在經過治療後，可以搭配中醫或另類療法預防復發嗎？

A 建議與醫師討論後病患是否合適搭配中醫或另類療法，及須遵照醫師指示治療，和定期追蹤是否轉移復發情形。

16 廣告訴求「保健食品」對癌症治療後有極佳的輔助效果，需要額外補充嗎？

A 保健食品的相關營養配方，依照病人狀況提供手術後營養補充，以及在治療期間因副作用的影響產生食慾下降、進食減少時，可適時食用以增加每日營養攝取量補充，因市售產品太多，可先詢問醫護人員的建議。

17 如何判斷化療效果好不好？

A 一般第三期大腸癌需要實施十二次的化學治療，而第四期大腸癌需要實施十八次的化學治療。治療至第八次左右，醫師會幫病患安排抽血（CEA）、腹部電腦斷層或超音波檢查。觀察腫瘤有無復發或長大。若沒復發就按照原來的治療方式進行；若發現有復發的情形可能要改變化學藥物或治療方式。

18 大腸癌若已經轉移其他器官或骨盆腔，大約還有多少壽命？

A 大腸癌的預後跟起初發現的分期有關而且是以五年存活率來表達。第一或二期約 80 ～ 90%；第三期約 45 ～ 50%；而第四期可能不到 10%。

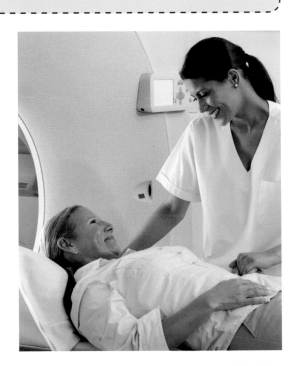

19 開刀前為何要卸除身上的飾品、指甲油？

A 在手術過程中時需隨時觀察，監測病患膚色，血液循環狀況，以及用到較特殊機器，有些物品（**飾品**）會干擾機器導電而造成皮膚燒灼受傷的風險、也避免個人物品遺失，因此手術前會告知病患不能上妝及擦指甲油、並將身上所有物品（**飾品**）卸下後託人保管。

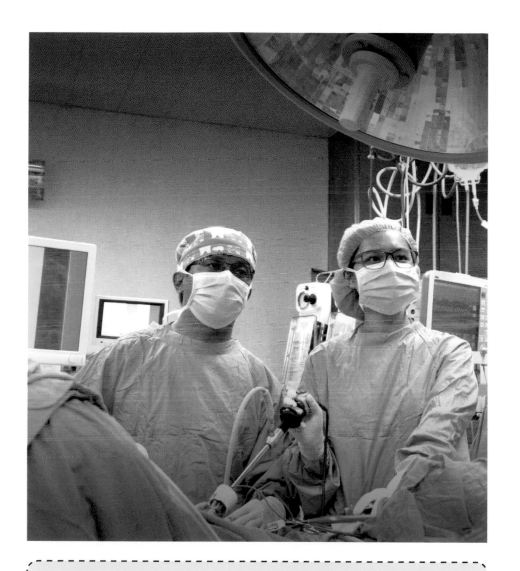

20 當病患有永久人工造口，原先的肛門是否要縫合？

A 當手術需要實施永久人工造口時即表示腫瘤侵犯的位置很靠
近肛門口。因為我們有禁制的能力來控制排便，靠的就是肛
門內外括約肌。這些括約肌約四公分長度，當它只剩下兩公分不到
時就失去禁制的能力而會造成排便失禁。這時候的肛門已經失去作
用，所以手術時會將肛門關閉縫合。

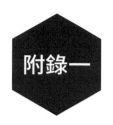

附錄一

大鏡內視鏡檢查

治療說明書（手術同意書）

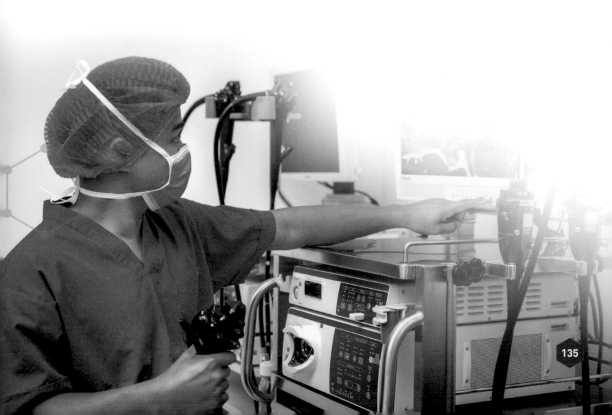

對於大腸是否發生病變的檢查，目前各大醫療院所都有提供不同的檢查方式，各有其優缺點，在 Part 1 中已經列表詳述，在此不多加贅述。就大腸直腸癌的檢查而言，大腸內視鏡檢查（以下簡稱大腸鏡）仍是目前最直接可靠的檢查方式，主因在於：

❶ 它的檢查範圍涵蓋了約 150 公分下消化道全腸道的檢查，包含肛門、直腸、乙狀結腸、降結腸、橫結腸、升結腸以與盲腸等，毫不遺漏地一次檢查有可能發生病變的大腸各部位。

❷ 在檢查過程中，大腸鏡除了可以看到腸道內膜表面是否有病變，同時也可以針對可疑病灶位置直接做處置治療，例如，切片、瘜肉切除、止血等。

臨床工作這麼多年來發現，許多民眾對大腸鏡檢查因不了解而產生焦慮、恐懼。毫無意外，焦慮恐懼是正常的反應，因為如同做胃鏡檢查一樣，這也是種「侵入性」的檢查。民眾所能想像得到的畫面是，那麼長的一根管子，要從肛門伸入大腸一定很不舒服，說不定還有危險性呢。其實讀者不必過於擔心，一項檢查如果能夠獲得絕大部分外科醫師的認同且大力推廣，在最基本的安全上絕不會有問題，雖然會有極少數例外，但也不會有威脅生命之虞。就像我們日常生活中經常食用的雞蛋，對大部分的人是健康又美味的食物，就有少數人對雞蛋產生過敏。

就如書本一開始所言，對於未知的領域，民眾經常會因害怕恐懼而裹足不前，所以如果民眾能夠對這項檢查的流程有多一點認識，或許會減少對做大腸鏡檢查的抗拒。

大腸內視鏡檢查怎麼做

❶ 大腸內視鏡是一條長約 130 ～ 160 公分的纖維軟管，直徑約與食指同寬。

❷ 檢查方式是從肛門進入，然後慢慢深入：經直腸→乙狀結腸→降結腸→橫結腸→升結腸→到達盲腸，附有鏡頭可觀察大腸黏膜有無異常。

❸ 在推進的過程中，會有痙攣及腹脹的感覺，乃屬正常，也會請受檢者配合醫師與工作人員指示改變姿勢，左側躺、平躺或右側躺等，讓檢查過程順暢。在大腸鏡拉回的過程中，會打入少量氣體擴張腸道，以利病灶的觀察與處置。

❹ 若只做檢查，所需時間大約 30 分鐘；若有做切片或切除瘜肉，所需時間需要更長；若是進行無痛檢查，麻醉恢復需要時間。因此受檢者需視狀況預留時間。

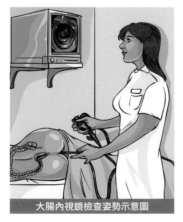

大腸內視鏡檢查姿勢示意圖

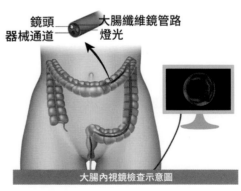

鏡頭　大腸纖維鏡管路
器械通道　燈光

大腸內視鏡檢查示意圖

大腸鏡檢查時發現異狀時可以做什麼

如果在大腸鏡檢查中，醫師發現某些異常時，可能會採取以下措施：

❶止血

如果發現有出血現象，醫師會利用注射藥物、止血夾、或電燒止血。

❷切片

若發現不正常的病灶（**可能發現瘜肉本身**），可直接切下部分組織。切片不會有後遺症，但傷口可能輕微出血。

❸瘜肉切除

某些腺性瘜肉可能是大腸癌的前身，醫師在事前（**同意書有此選項**）徵得病患或家屬同意後，於檢查過程中發現瘜肉並利用內視鏡電燒切除，兼具檢查與治療的目的。在瘜肉切除過程中病患無不適感，但極少數病患於大腸鏡檢查或瘜肉切除後可能發生出血或腸穿孔（**發生率少於 0.2%**）。

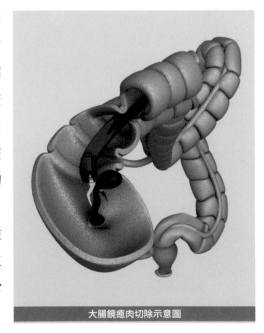

大腸鏡瘜肉切除示意圖

仔細閱讀與填寫檢查／手術治療同意書

讀者需要了解的是，不論有沒有需要當下切片或切除瘜肉，都需要簽署「大腸鏡檢查／治療同意書」**（各醫療院所名稱可能稍有差異）**；若是做無痛大腸內視鏡檢查，需加簽麻醉同意書。

在同意書上會載明：

手術／治療處置的適應症及作法**（切片、瘜肉切除、止血）**、效益與優缺點、風險、替代方案、與各種檢查前**（例如，過去重要病史及評估、停用藥指示及空腹時間、低渣飲食等等）**、檢查後的身體狀況、注意事項與衛教說明。詳細內容以各醫院大腸鏡檢查／手術**（治療）**同意書為準。這份手術／治療說明書詳細載明受檢者需要知道的資訊，是希望受檢者能充分了解整個檢查／治療的內容，**所以請受檢者仔細閱讀**，醫師也會再次說明，若有任何相關問題，請與醫師討論，多了解，多安心。

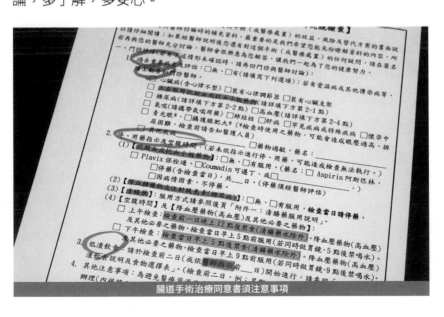

腸道手術治療同意書須注意事項

大腸鏡檢查第一步／清腸

徹底清潔大腸是大腸鏡檢查的充分必要條件，除了避免糞便遮蓋病灶，也讓內視鏡操作順暢。要達到絕佳的清腸效果，採用低渣飲食、正確執行服用瀉劑、足夠的飲水攝取，三者缺一不可。

❶大腸鏡檢前的準備

採用低渣飲食，於大腸鏡檢查前二日起（或醫師指示）開始進行低渣飲食，以下表格供參考：

低渣飲食列表

食物來源	可食用	不可食用
主食與五穀根莖類	· 白米飯、稀飯 · 白麵條 · 白土司 · 白饅頭	· 糙米、糯米、燕麥、玉米、地瓜、芋頭、馬鈴薯等 · 其他：麵包、燒餅、油條
奶類與奶製品		· 奶類與奶製品
魚肉類	· 去皮的魚肉 · 魚（肉）清湯	· 未去皮魚品或加工小魚乾 · 禁食所有肉類
蛋	· 蒸蛋 · 水煮蛋	· 煎蛋 · 滷蛋
豆類與豆製品	· 豆腐 · 豆花 · 豆漿（無渣）	· 豆干 · 油豆腐 · 綠豆、紅豆、花豆
堅果類		· 花生、核桃、腰果、杏仁、栗子等
蔬菜水果	· 蔬菜清湯 · 濾渣蔬果汁	· 蔬菜類：蔬菜的根莖葉、含粗纖維的瓜類，如絲瓜、蒲瓜、南瓜 · 水果類：皆不可食

飲料	・運動飲料 ・椰子汁 ・蜂蜜水 ・增加水分攝取	・葡萄汁、蔓越莓汁等色深類飲料不可食用

備註： ❶ 低渣飲食是選擇纖維含量低、避免在腸道留下多量殘渣的食物。
❷ 目的在避免大腸鏡檢查時因糞便覆蓋住病灶而無法仔細觀察。
❸ 烹調食物方式以蒸煮取代油煎、油炸。
❹ 避免刺激、辛辣調味品，例如辣椒、花椒、胡椒、大蒜、生薑等。

醫院也提供專業配方低渣代餐包，是受檢者另一項選擇，除了帶給受檢者方便，也讓糞便殘留量減到最低。

❷瀉劑與禁食

● 檢查前醫師會根據受檢者的生理狀況、病情需求，開立不同瀉劑服用，請依照醫師指示按時服用。一般而言檢查前一日即開始服用醫師指定的瀉藥劑。因瀉劑會刺激腸道排空糞便與水分，建議清腸時多補充水分。

● 檢查當日，若未解便完全，經醫護人員評估後會視情況進行灌腸。

● 接受無痛大腸鏡腸鏡（麻醉），於檢查前一夜或前 4 小時完全禁食。

家人同行 · 安心安全

內視鏡檢查是一侵入性檢查，一定要有家屬、親友陪同，理由是：

❶ 為減緩腸胃蠕動以利檢查進行，醫護人員會依狀況注射特定藥物，少數受檢者可能會有噁心、頭痛、視力模糊、暈眩、脹氣等暫時性不適的副作用，不建議自行返家。

❷ 若是做無痛大腸鏡檢查，因麻醉藥作用，檢查後可能依舊昏沉、且四肢無力，並不適合自己行動，需要家屬、親友陪伴返家，以維護受檢者的行動與安全。

良好溝通 · 降低風險

在檢查前或任何手術的同意書內都會有一項目為「過去重要病史及評估」，受檢者若有心律不整、置入性心律調節器、抗血小板藥物、阿斯匹靈、或對特定藥物過敏等，必須事先告知檢查醫師，在大腸鏡檢查時可供醫護人員參考。

若有任何疑問，**請在簽名前請充分表達並與醫師討論**，愈詳盡地溝通，愈能降低檢查風險。

大腸鏡檢查過程與術後照護

● 護理人員會隨時注意受檢者血壓、呼吸與體溫變化。

● 檢查過程若有任何不適，請主動表達。

● 因檢查時會灌入少量空氣至腸道內，檢查後會有輕微腹脹，此乃正常現象。

● 檢查後會有輕微腹脹等不適情形，不適感可能持續 2 ～ 3 小時排氣後會消失。

● 檢查後即可少量進食，建議以正常飲食為主。

● 若作切片或瘜肉切除，當日宜採低渣飲食，隔日再逐漸增加含纖維食物，暫時勿食用刺激性與辛辣食物，以避免過度刺激而導致切口出血。

● 極少數受檢者可能會造成大腸穿孔或出血的併發症，則需住院觀察。

● 檢查時若注射鎮靜劑，檢查後當日切勿開車。

● 若切除瘜肉，請受檢者回家後須注意大便情形，少量出血是正常現象。

● 若大量出血、劇烈腹痛、發燒等，請立即返院就醫。

● 每家醫療院所都會有檢查／瘜肉切除的衛教說明，讀者不必擔心。

大腸鏡檢查／治療後的Q與A

Q1：大腸鏡檢查後多久可以回家？

A 大腸鏡檢查結束後若無不適，更衣後即可由親友陪同返家。

Q2：大腸鏡檢查後何時得知結果？

A ❶檢查結束後，檢查醫師會告知檢查結果。

❷檢查中若有切片或切除瘜肉，可預約一星期後返診看病理報告。

❸若病理報告結果異常，醫師會建議轉診外科做更進一步治療。

Q3：大腸鏡檢查後需要服藥嗎？

A 大腸鏡檢查或瘜肉切除後不須特別服用藥物。

有些受檢者在切除瘜肉後，排便時會有輕微出血，請不用擔心。

Q4：大腸鏡檢查後的日常活動需特別注意哪些？

A 瘜肉切除的病患，一週內不建議提重物或從事較激烈活動。

Q5：剛做完大腸鏡可能會有哪些不適感？何時可以進食？

A 大腸鏡檢查時，大部分會灌氣體或水分進入腸道，因此剛做完大腸鏡後會有腹脹或絞痛的情形。只要多走動、等排氣順暢、沒有其他不適就可以開始喝水進食。

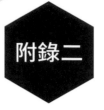

居家化療

有別於以往接受大腸直腸癌化療療程時，病患必須每次住院 1 日以上，而大型醫學中心的病床極盡缺乏，住院不易，往往要等待些許時日才有病床可供病患使用。而治療方式也讓病患和家屬需舟車勞頓往返醫院。與醫師詳盡溝通後，讓許多病患也可選擇改採居家化療。所謂「居家化療」，是利用「攜帶式化療輸注幫浦器」（Infusor）將化療藥物帶回家持續輸注治療。

「攜帶式化療輸注器」，俗稱化療奶瓶，體積輕巧（**大約一瓶易開罐裝可樂的大小**），將化療藥劑注入後總重量亦不超過 350 公克。可置放於口袋、皮包或腰包內，攜帶方便。在不影響日常生活情況下，病患能正常如廁、工作、或從事休閒活動，從生活中改善癌症治療時的生活品質。

由於居家化療可以有與平日相同的正常飲食，保有原本的生活型態，也可以和家人有較佳的相處與互動，病患在熟悉的環境中亦能獲得較放鬆的心情，病患的接受度極高。健保局自 2010 年 7 月 1 日起便將居家化療所使用之「攜帶式化療輸注幫浦器」納入給付範圍。

給藥方式

經醫師評估病患是否適合使用攜帶式化療輸注幫浦器進行居家化療後，便可安排在門診先進行幾個小時的前段藥物輸注給藥。後段則使用副作用較少也較安全的攜帶式化療輸注幫浦器。以一日或二日型將化療藥劑攜回家中治療。待藥物輸注完畢，再返回醫院移除針頭及藥瓶就可完成一次治療。護理人員會教導治療期間病人及家屬如何自我照顧與注意事項。

注意事項

居家化療期間，病患若出現發燒、寒顫、呼吸急促、昏眩、過敏反應（**皮膚紅疹**）、注射部位藥物滲出、潰爛或紅腫疼痛、大面積瘀青、嚴重腹瀉、血尿、血便（**黑便**）或者任何其他不適症狀，應儘速與醫護人員連繫並返回醫院進行處置。

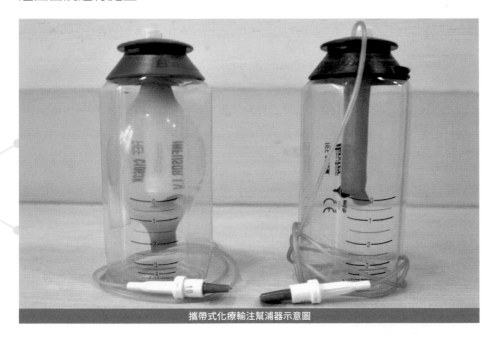

攜帶式化療輸注幫浦器示意圖

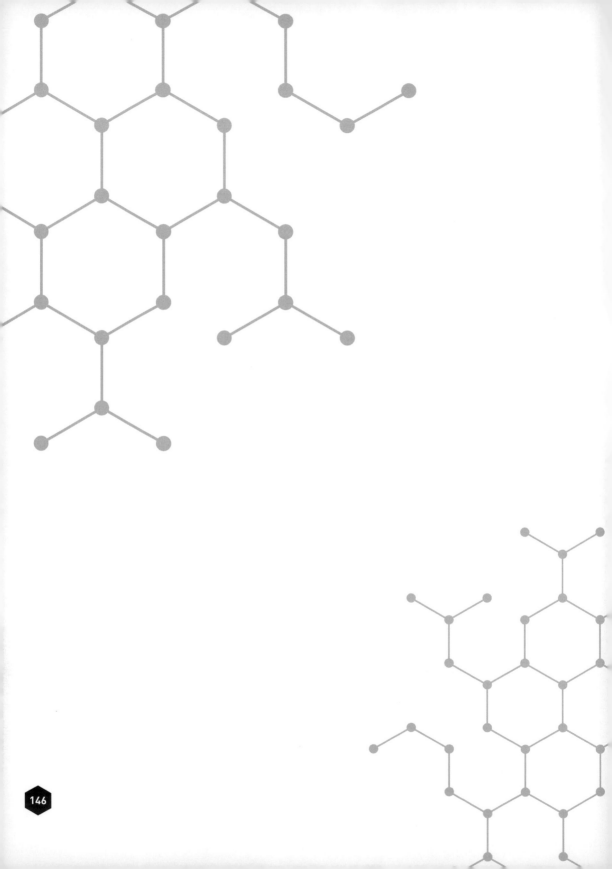

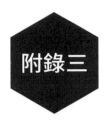

附錄三

活得健康，
幸福自然來

◎ 撰文／胡子輝博士
美國安德烈大學
PhD Doctor of Philosophy in Leadership and Administration

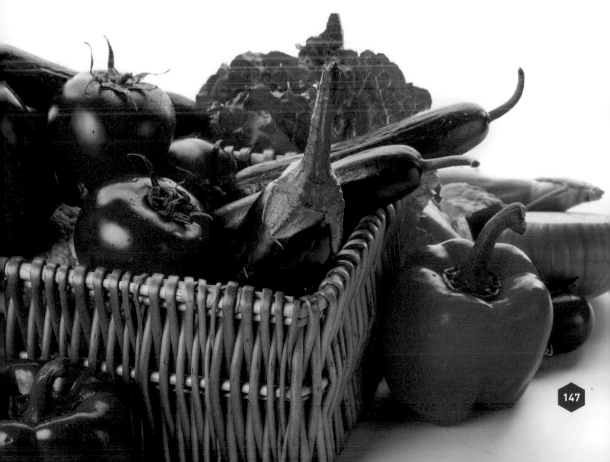

近期的醫學研究特別針對發炎在癌症增長、傳播的過程中所扮演的角色。在這近十年的醫學研究中，對於發炎和癌症的相關性發表了許多的研究報告，其中大衛薛瑞柏博士曾經著書提到：「癌細胞需要發炎以維持它們的發展。它們藉此傳播、再生、滲入相鄰的組織、溜進血流、遷移，並且在遠方建立集合群體，稱為轉移。」

已經有許多科學和醫學的研究報告證明，肥胖發炎是損害健康同時引致嚴重疾病的成因之一，最顯著的例子就是肥胖與第二型糖尿病發生率的相關研究。

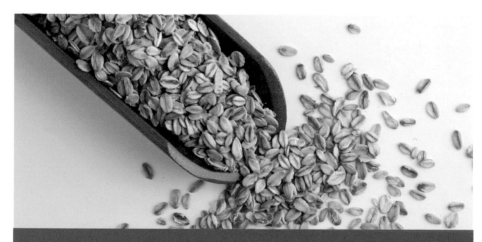

- 要以食物維護大腸健康，高纖維食物是腸道健康的必需品。
- 盡可能選擇全穀類主食，如：全麥麵條、麵包、糙米、燕麥片等。
- 含纖維的植物性蛋白質食物：扁豆、青豆、四季豆、鷹嘴豆、紅豆、綠豆、黃豆、黑豆等。
- 各種顏色的蔬菜和水果，更是含高纖維食物的當然選擇。
- 大腸蠕動除了需要足夠的纖維，恆常的體力勞動或運動同等重要。
- 恆常的運動能夠促進排便，防止便祕，讀者應能理解，便祕常常會百病叢生。

在這裡我們不要再多所論述發炎如何危害健康，讓我們集中焦點關於腸道保健的議題，進而達到預防重於治療的目標：

生活型態與疾病息息相關

由於科學昌明，醫學、衛生和醫療進步，人類所面對的疾病，已經由以前的傳染性疾病，改變成為與生活環境、生活習慣相關的非傳染性疾病。

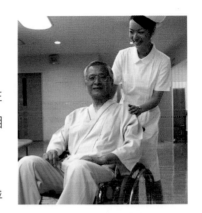

其中主要的有心臟病、中風、糖尿病、呼吸道疾病和癌症等。根據世界衛生組織的統計，每年因以上幾種疾病而死亡的人數達到三千六百萬人，而這種趨勢仍然在上升中。

生活型態醫學（Lifestyle Medicine）※ 在全球各先進國家已經受到醫學界和政府醫療單位的關注。世界衛生組織所倡議的健康促進醫院，在歐洲和台灣發展迅速。生活形態學會與協會相繼在北美、歐洲、澳洲及亞洲組成，而且每年召開大型會議以促進各界重視生活型態與疾病、健康和醫療的關係。

雖然各國政府及醫學、醫療界都開始關注生活型態與疾病的關係，但最關鍵的問題是如何讓民眾明白「健康維持不求人」的原則同時採取行動。

在正常的自由社會裡，健康生活習慣或生活方式是個人或家庭的選擇，正因為每個人、每個家庭可以自由選擇如何吃、喝、作息、運動和心理狀態，所以個人的健康應該是由個人自己負責，由個人去管理好自己的健康。這是個重要的觀念，我們必須理解，才能確實維護到健康。

※ **參考資料** hphnet.org；lifestylemedicine.org；www.lifestylemedicine.org.au

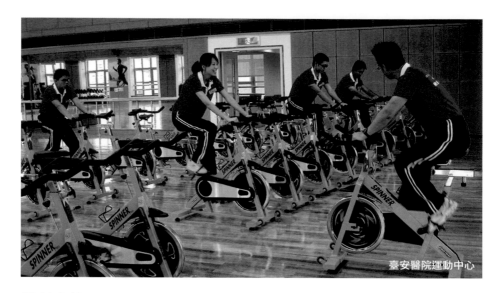

臺安醫院運動中心

🅐 健康管理

健康是需要管理的。《聖經》中馬太福音提到：「人若賺得全世界、賠上自己的生命，有甚麼益處呢，人要拿甚麼換生命呢。」正所謂「Health Brings Wealth！」如果我們把健康看作自己的財富或是資產，管理好我們的健康就好像理財一樣重要，甚至有過之而無不及。同理，當我們仍然健康的時候，就應該儲存健康資本額。

特別是在年輕的時候就開始，來到中年，更應急起直追，這樣，在晚年時便可以取得健康投資管理的回報，以便退休之年能夠享受旅遊、再學習、或享用健康美食的自主、自理之樂。

🅑 健康管理的生活型態

生活形態或生活方式之所以會與各種非傳染性疾病有關，主要原因是我們沒有注意均衡的健康生活。這包括我們的飲食、運動、睡眠、陽光、空氣、休息、精神壓力管理、心靈健康和人際關係。以上所列舉的生活原則，都會直接或間接影響我們的身體生理和心理，例如：影響消化、

循環、肌肉和骨骼、免疫、神經與內分泌系統。當部分身體機能受到不良的影響時，身體就會失去和諧，身體便會發出警號，讓我們去注意、去調整和維護。

C 新起點八大健康原則

「新起點」是由英文名 NEWSTART 而來，此英文名是由八個健康生活原則組成：

| Nutrition | Exercise | Water | Sunlight | Temperance | Air | Rest | Trust in God |
| 均衡營養 | 持久運動 | 充足水份 | 適量陽光 | 節制生活 | 清新空氣 | 身心休息 | 心靈依靠 |

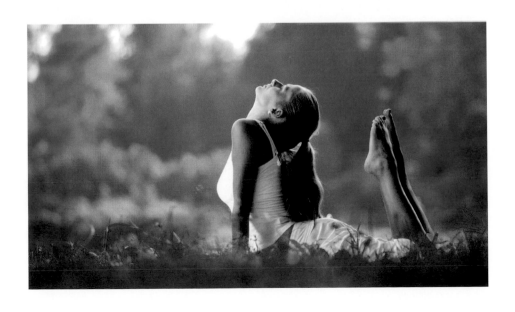

醫療法人基督復臨安息日會臺安醫院，自 1997 年由美國加州的姐妹機構威馬健康中心，引進全人健康新起點（NEWSTART）的生活方式計劃，藉着八大健康生活原則，協助超過二千多名醫院的病友及其親友，改善各種慢性病或非傳染性疾病。臺安醫院特別看重預防醫學，並配合急性醫療的全人照顧，協助民眾預防疾病和逆轉慢性病。

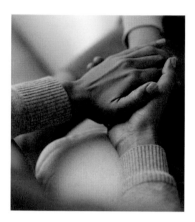

要養成以上八大健康原則，必須經過學習與實踐。這個健康改善的過程需透過醫生、護理師、營養師、運動教練、心理輔導師和牧師等健康專業團隊的指導與協助。

一般而言，參加「新起點」健康八大生活原則改良的學員，在第一週的第 4 ～ 5 天，其慢性病症如糖尿病、高血壓等通常就能因血液生化數值降低而得到改善。假使繼續第二週，將已經改善與學習到的正確生活方式變成、甚至養成習慣，以便回家後繼續以同樣的方式生活，才能達到逆轉慢性病的效果。

需要特別注意的是，只要重蹈錯誤的生活型態，那些慢性病又會很快地找上門。因此在美國或一些其他健康中心，一般都延至三個星期、一個月，甚至半年，以鞏固正確的健康生活方式，確保健康獲得改善。參加星期點課程的學員，需要經過 6 天至 13 天的住宿、專心上課以及學習實習，以便深入了解八大健康原則的理據、實證和經驗分享。當學員們經過 6 至 13 天生活方式的調整，檢視課程前後的體檢和血液化驗測試的報告，在統計學上的數據分析都呈現顯著的改善，特別是總膽固醇、三酸甘油脂、血糖值、血壓和體重都得到改善。

短期的密集健康生活方式的調理，可以讓許多健康指標都得以改善。可是怎樣能夠把健康生活持之以恆？

台北臺安醫院在南投縣魚池鄉與基督教會成立的三育健康教育管理中心合作，在有「台灣小瑞士」美名的三育基督學院校園中協助健康學員，不只完成一週或二週的課程，更有機會長期使用健康中心的資源，恆久實行新起點八大健康原則，使健康生活成為一種習慣，並減輕對藥物的依賴。

總而言之，身體的每一部分，無論是大腸、肝、胃、腎、心臟、肺，都是我們生命中的最重要資產，當我們懂得選擇去小心管理它們，它們就將會成為我們高效率、高功能和高回報的生命財產。

但願每一個個體和每一個家庭都能享受豐盛健康的生活，以致於從個人、家庭、社會到國家，都因而幸福、快樂、富足、強壯和興盛。

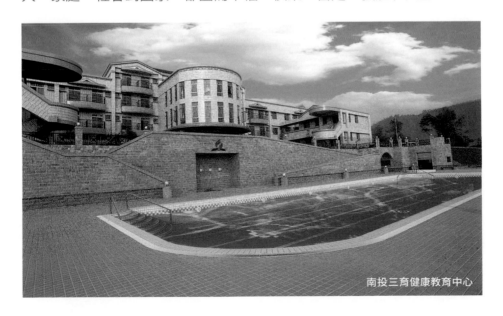

南投三育健康教育中心

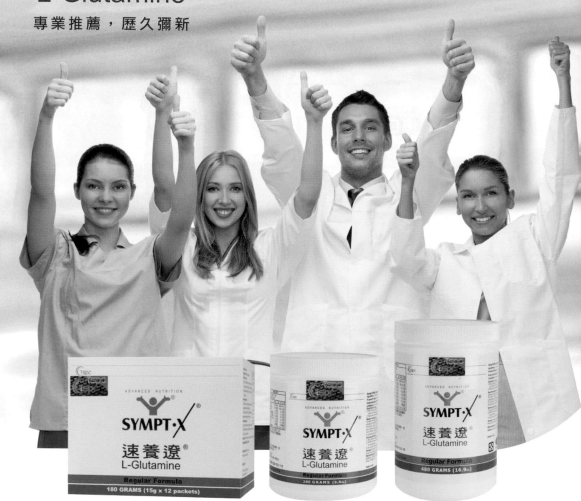

速養遼®
L-Glutamine

專業推薦，歷久彌新

優質左旋麩醯胺酸

台灣品牌，美國製造，行銷全球

吉泰藥品股份有限公司　關❤您
營養諮詢專線：(02)2784-5257

全台各醫療通路
及指定診所藥局均有售

大腸鏡檢專用低渣代餐

CLEAR-THROUGH 刻利淨檢餐食 最新上市!

大腸鏡檢前／手術前後／息肉切除術後・專業低渣代餐

- 減輕腸道負擔
- 加速傷口癒合
- 促進元氣恢復
- 增加腸道乾淨度
- 美味營養均衡

日本領導品牌 No.1

醫療食品百年大廠 **kewpie**

專業研發 精選食材品種・精研低渣配方 減輕腸道負擔・術後加速康復

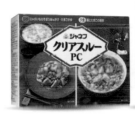

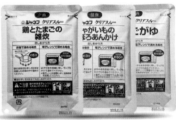

AMINO PURE

最精純的 **麩醯胺酸**

愛沛元氣素 麩醯胺酸

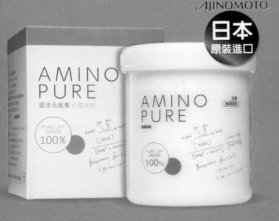

AJINOMOTO

日本原裝進口

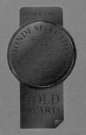

世界食品品質評鑑 健康食品類 **金獎**

- 👍 專業團隊研發 高超精準要求
- 👍 專利技術製造 獨家精純品質
- 👍 易溶解、口感好 病患實質受益

UIC GROUP
天義企業股份有限公司
台北市復興南路一段129號5樓
總公司電話：(02) 2752-3235

消費者服務專線：0800-060-689

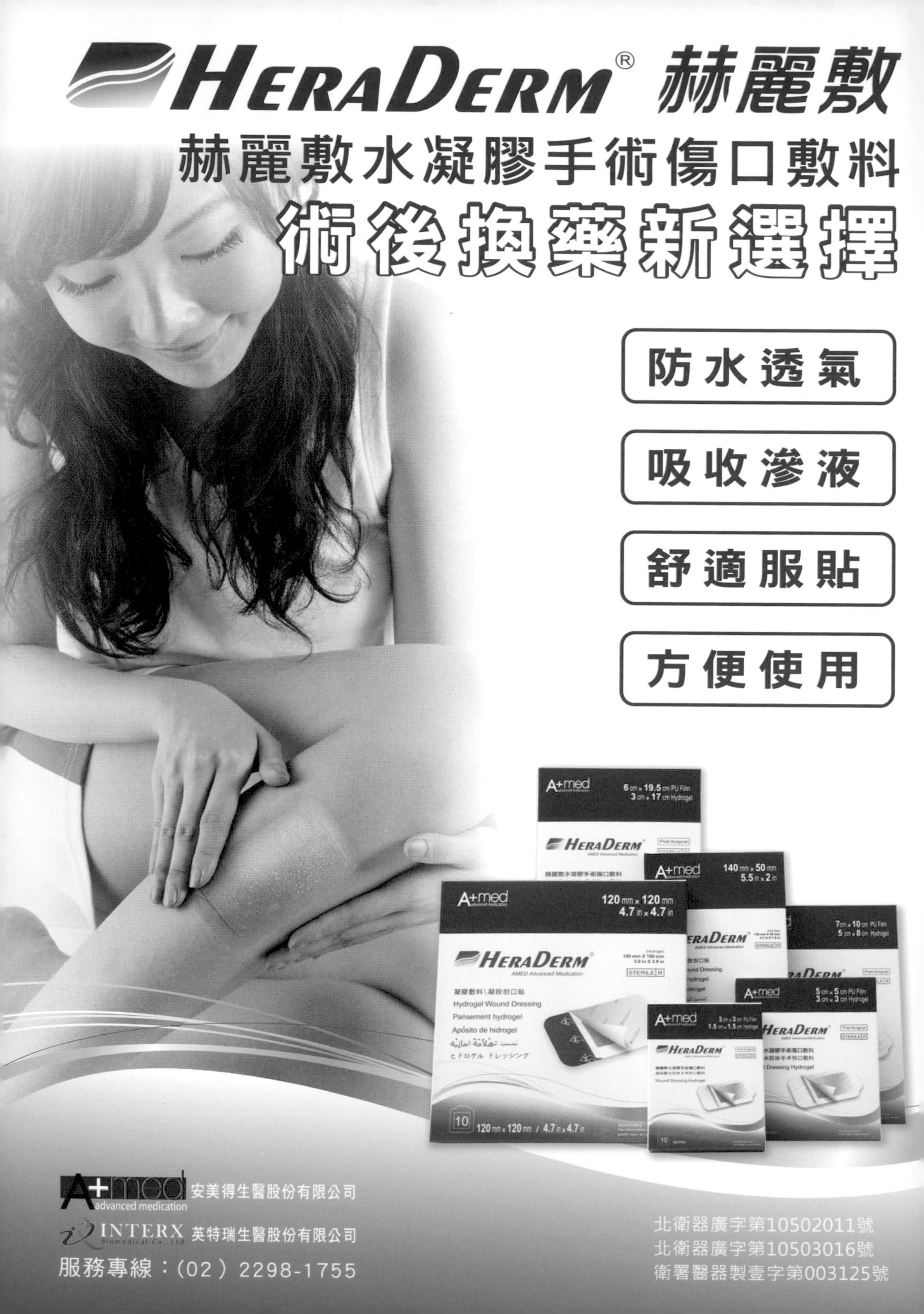
HeraDerm® 赫麗敷
赫麗敷水凝膠手術傷口敷料
術後換藥新選擇
防水透氣
吸收滲液
舒適服貼
方便使用
A+med
6 cm x 19.5 cm PU Film
3 cm x 17 cm Hydrogel
140 mm x 50 mm
5.5 in x 2 in
120 mm x 120 mm
4.7 in x 4.7 in
HeraDerm
AMED Advanced Medication
STERILE R
凝膠敷料\凝胶创口贴
Hydrogel Wound Dressing
Pansement hydrogel
Apósito de hidrogel
ヒドロゲル ドレッシング
120 mm x 120 mm / 4.7 in x 4.7 in
7 cm x 10 cm PU Film
5 cm x 8 cm Hydrogel
5 cm x 5 cm PU Film
3 cm x 3 cm Hydrogel
A+med advanced medication 安美得生醫股份有限公司
INTERX Biomedical Co., Ltd. 英特瑞生醫股份有限公司
服務專線：(02) 2298-1755
北衛器廣字第10502011號
北衛器廣字第10503016號
衛署醫器製壹字第003125號

倍立100 免疫營養配方

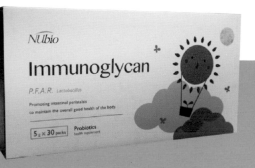

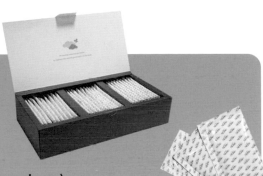

「常益康」益生菌營養補給食品(Immunoglycan)

功能：提升免疫力，有效誘發骨髓細胞分化，刺激白血球生成。

成分：胜肽聚醣、小分子蛋白等。

功效：本產品含有PFAR乳酸菌及功能性成分，改善腹瀉、口腔潰瘍，促進消化吸收提升體力等。

「倍儷健」白蛋白營養補給食品(NUbumin)

功能：提升病患肝臟機能，幫助病患自主合成白蛋白。

成分：B1、B2、B3、B6、B9、B12、Albumin等。

功效：◆白蛋白由肝臟合成，分布於血漿、皮膚、肌肉及其他各種組織細胞外液中。白蛋白是血液蛋白中含量最多的蛋白質。

◆白蛋白主要的功能就是負責物質的運送，這其中包括內生性物質，如脂肪酸、膽紅素各種激素等，及外性物質如藥物，因此有些藥物的濃度會受到白蛋白含量的左右。

◆幫助血液在血管中維持一定容量，若是體內白蛋白的量過低，血液中的水分就可能流失到組織中造成水腫。

◆市場上唯一口服劑型。攜帶方便及價格親民。

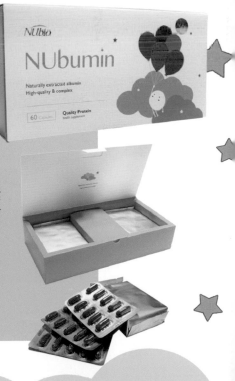

NUbio 妮蓓爾生醫科技股份有限公司

腸保安糠:給您好腸識 / 糠榮誠作. --
出版 .-- 臺北市：時兆，2017.01
面；　公分 . --（健康叢書；14）

ISBN　978-986-6314-69-8（平裝）

1. 大腸癌　2. 大腸疾病　3. 保健常識

415.56　　　　　　　　105022602

腸保安糠 給您好腸識

作　　者	糠榮誠
董 事 長	李在龍
發 行 人	周英弼
出 版 者	時兆出版社
客服專線	0800-777-798（限台灣地區）
電　　話	886-2-27726420
傳　　真	886-2-27401448
地　　址	台灣台北市105松山區八德路2段410巷5弄1號2樓
官　　網	http://www.stpa.org
電　　郵	stpa@ms22.hinet.net
責任編輯	李翊慈
策劃編輯	陳詩佩
封面設計	時兆設計中心
美術編輯	時兆設計中心
法律顧問	宏鑑法律事務所　電話：886-2-27150270
商業書店	總經銷　聯合發行股份有限公司 TEL.886-2-29178022
基督教書房	基石音樂有限公司　TEL.886-2-29625951
網路商店	http://www.pcstore.com.tw/stpa
電子書店	http://www.pubu.com.tw/store/12072
I S B N	978-986-6314-69-8
定　　價	新台幣320元
出版日期	2017年1月　初版1刷